現場視点で読み解く
ISO/TS 22002-1：2009 の実践的解釈

食品安全衛生管理手法を中心とした
ISO 22000 前提条件プログラム構築の手引き

矢田富雄　著
IRCA/JRCA登録：食品安全マネジメントシステム主任審査員

幸書房

「現場視点で読み解く ISO/TS22002-1：2009 実践的解釈」ご購読の皆様へ

2025年7月29日に、「ISO 22002-1:2025」が新たに発行されました。

2025年9月10日現在、旧TS版を直ちに無効とする扱いにはなっておりませんが、今後は新規格への移行が進む見込みです。

弊社では、新規格に対応する出版を計画中です。

以上ご理解賜りますようお願い申し上げます。

2025年9月18日

幸書房

は じ め に

　今から約 18 年前の 1993 年 6 月 10 日のことである。ペプシコーラ社に，同社のダイエットペプシ缶への注射針混入の第一報が入った。次の週には，米国 23 州から 50 件以上の同様なクレームが発生した。マスコミは大々的に攻撃を開始し，社内は対応に追われ，商品は売れなくなった。しかしながら，8 日後の 6 月 18 日には，この事件は社外の"悪戯（Tampering）"による缶への注射針投入が原因であって，注射針も汚染されたものではないことが判明した。そこで，社長自らがテレビを通じて説明に乗り出し，安全宣言をした。その結果，9 月の終わり頃までには売上げも元のレベルに回復したのである。ただ，この間，ペプシコーラの売上げ損失は 25 万ドルにのぼった。

　いきなりこのような書き出しで，ISO/TS 22002-1 とどのような関連があるのかと疑問を持たれた方もいるかもしれない。実は，この事件対応の経緯は，ISO/TS 22002-1 に深く関連があり，その「18 章　食品防御，バイオビジランス及びバイオテロリズム」に対する予防策の成功事例なのである。詳しくは 18 章の＜参考情報＞をご覧頂きたいのであるが，以下に要点を示してみる。

　ペプシコーラ社は，予め，商品の"悪戯（Tampering）"に対する危機管理プログラムを持っており，専門家からなるチームが担当していた。この事件を受けて，専門家チームが最初にしたことは，この注射針混入が人の健康に危害を及ぼすかどうかを明らかにすることであった。FDA（米国食品医薬品庁）に検討を依頼したところ，この注射針は感染の危険性がないとの明言を得た。次にこのチームが実施したことは，工場内でこの注射針混入の可能性があるかどうかを調査することであった。詳細に現場を調べ，そして記録を調べた。さらに，クレーム提起者にインタビューをした。その結果，工場起因である可能性はほとんどないという確信が得られた。その資料をもとに社長はニュースステーションに出演して，"缶は食品容器の中でも最も"悪戯（Tampering）"がしにくいものである。我々は 99.99％，注射針が我々の工場で混入したものでないと確信している"と述べることができた。さらに，ペプシコーラ社にとってラッキーであったのは，ある店舗のビデオテープに買い物客が缶の蓋を開け，ダイエットペプシ缶に注射針を入れる場面が写されていたことである。

　このことによってペプシコーラ社の疑いが晴れ，急速に信頼も回復できたのである。その背後には，同社が「危機管理プログラム」を予め持っていたことが大きく寄与したのである。これは，ISO/TS 22002-1 の表現を用いれば"食品防御"の「前提条件プログラ

はじめに

ム」が整っていたためであるといえるのである。

　ISO/TS 22002-1「食品安全のための前提条件プログラム」が 2009-12-15 に発行された。第一部「食品製造」編である。今後，さらに関連する「食品安全のための前提条件プログラム」を発行して，世界の HACCP システム統一を ISO 22000 により達成するとの考え方を進めていって欲しいものである。

　ISO/TS 22002-1「食品安全のための前提条件プログラム」第一部「食品製造」編で，そもそもこの発行の引き金を引いたのは，GFSI（Global Food Safety Initiative）[注1] のガイダンス文書[注2] の分類からすれば，ISO/TS 22002-1 は適正製造規範（GMP）に該当するものである。GFSI とそのガイダンス文書に関しては後に詳しく述べるが，GFSI は ISO 22000 に関して，そのガイダンス文書に適合していないので，受け入れ難いとしていたのである。ISO 22000 には詳細な適正製造規範（GMP）が明示されていないとの理由からである。ISO 22000 は，適正製造規範（GMP）である「前提条件プログラム」を各組織が用意するようにと要求しており，その必要項目は，ISO 22000 に概要を示しているものの，具体的内容は示されてない。その状態ではガイダンス文書に適合していないというのが GFSI の主張である。

　そこで，英国の BSI（British Standards Institution：英国規格協会）が ISO 22000 と合体して活用する「前提条件プログラム」として PAS 220 を導入した。一方，ISO（国際標準化機構）では，この PAS 220 を参考にして ISO/TS 22002-1 を制定した。このことにより ISO 22000 は FSSC 22000 として，あるいは Synergy 22000 として GFSI から受け入れられることになったのである。

　　注1： GFSI とは，食品小売業界の国際ネットワークである CIES（International Committee of Food Retail Chains）の下部団体である。CIES は，世界 50 カ国以上の食品小売業界の国際ネットワークである。この団体は世界の様々な食品安全規格のうち，その団体の考え方に合致する規格を選択し，その規格を自らの団体に属する食品小売業界が使うように推進している。GFSI は，その食品安全規格選択の活動をしている団体である。
　　注2： ガイダンス文書とは，GFSI（Global Food Safety Initiative）が世界の様々な食品安全規格を CIES に属する食品小売業界が使うのに相応しいものであるかどうかを選択する際に活用する基準文書のことである。

　しかしながら，ISO/TS 22002-1 制定の意義は GFSI 受け入れに留まるものではない。衛生管理を中心とする安全な食品提供の標準文書が明確にされたのである。これにより，「食品製造」分野において，漏れのない食品衛生管理標準ができた意義は大きい。
　そもそも適正製造規範（GMP）というものは，医薬品の GMP から始まったものである。その基本思想は "no margin for error（ミスの余地のないような）" である。人の命を左右する医薬品の本来の効能がミスによって失われたり，逆に患者に危害を与えるようなこと

はじめに

があってはならないという考え方に根ざしている。これは医薬品の良質性を要求したものであるが，良質とは，人を対象にした医薬品では，当然のことながら，安全性も含まれているのである。この考え方がやがて食品業界に適用されるようになってきた。それが食品の適正製造規範（GMP）である。時代は少し下るが，食品業界で HACCP 導入の動きが活発になった 1990 年代の中頃であるが，カナダが，その HACCP である FSEP（Food Safty Enhancement Program；1995）を導入する際にこの適性製造規範を取り入れて "prerequisite programe" と呼ぶようになったのである。それを受けて，日本では p.p. と省略形で使われるようになった。その後，ISO 22000 のなかでは「前提条件プログラム」と称されるようになったのである。

なぜ「前提条件プログラム」が必要なのであろうか。食品を大量に生産するようになると，大量に原料を購入する必要があり，そこには菌の付着，農薬の残留，異物の付着の危険性は否定できない。そこで，安全なレベルの原料を選別するとか，安全なレベルまで低減するなどの必要性が生じる。一方，大量生産では大型機械を使う必要があり，機械の回転部分には潤滑油が使われるし，その漏れがあれば食品に付着する。機械の破片が食品に混入する危険も考えられる。また，機械の洗浄が不十分であると食品が残存し，その食品を栄養源として菌が増殖し，次のバッチの食品を汚染する危険性がある。また，大型ボイラーを導入するようになると，そのボイラー水に薬剤を使わないとその性能が低下する。一方，その使用した薬剤が蒸気に移行して，食品を汚染する。さらに，作業には多数の従業員が従事することになるが，人は，体の表面にも内部にも菌を持っている。これらの菌が，食品に付着して増殖し，食品を危険なものにしていく。

これらの状況を予防しないと，せっかく OPRP や HACCP プランにおける管理手段でハザードを除去したり，許容水準まで低減したりしても最終製品が安全でないものになる危険性がある。その予防手段が「前提条件プログラム」である。ISO/TS 22002-1 はこの予防手段を示すことで，食品製造における "no margin for error" を達成して，漏れのない安全な食品を提供しようとするのであり，本書は，その ISO/TS 22002-1 を現場視点から解説し，食品安全衛生管理手法構築の手引きを提供しようとしているのである。

GFSI のガイダンス文書では，適合スキームの要件の中で "正確で一貫した解釈が可能であること" を求めており，「十分な（"sufficient"）」，「適当な（"adequate"）」といった用語はできる限り避けることが，その基準文書で求められている。しかしながら，この基準文書である ISO/TS 22002-1 は，「食品製造」という多種多様な製品を対象にしているため，「何を」の規定では，曖昧な表現は避けているが，"壁と床の接合部に丸みがあることが推奨される" とか "床は，水溜りを避けるように設計されねばならない"，"十分な数（"sufficient"）の適切な（"appropriate"），衛生的設計のトイレを提供する" などの抽象的な表現が目立つ。

どれくらいの "アール（丸み半径）をとったらよいのか"，"床の傾斜はどの程度の数値

はじめに

ならよいのか"，"トイレは作業所からどの程度の距離にどの程度の数があれば十分な数なのか"などの具体的な数値までは言及していない。しかしながら，食品製造全体を包含した「前提条件プログラム」を提供するというISO/TS 22002-1の性格を考えるとき，それは止むを得ないことである。

そこで，本書では，それらの具体的な数値を極力示したいと考えた。そのために，わが国において考えられる具体的な数値を示す資料，例えば衛生規範などを引用して，あるいはこれまでの経験から引き継がれてきた参照基準値を示すことによって，自社の食品衛生手順を構築する際の参考にできるように，より具体的な数値例を示すように努めた。本書の中で参照し，あるいは引用原著を参照していただきたい。

本書の出版に際しては，(株)幸書房夏野雅博出版部長に絶大なるご支援，ご尽力を賜った。また，(株)テクノファ平林良人代表取締役，同，須田晋介教育訓練部品質課長には貴重なアドバイスを頂戴した。本書書面にて心からお礼を申し上げる。

2011年7月

湘南ISO情報センター
矢 田 富 雄

推薦のことば

　本を書く作業は反物を織ることに似ている。織物の縦糸と横糸を一箇所ずつ紡いでいく動きは，原稿用紙のひとこま一こまに字を埋め込んでいく作業と似ているからである。矢田さんは実に根気強く，几帳面でかつ発想豊かな方であると思う。そうでなければこのようにハイピッチで本を出すことはできない。私の記憶が正しければここ数年，1年に1冊のペースで専門書を出しておられると思う。

　ご自身の専門分野の本を書くのだから苦にはならないのだろう，と勝手に想像する方がいるかもしれないが，書を世の中に出すということは想像以上の苦行である。日記を書くのとわけがちがう。世の中の人たちからどんな叱声を浴びるかもしれない。ご自身の主張を述べることは専門書ゆえ多くあるが，これとてある意味では勇気のいることである。

　本書は，矢田さんの専門である食品のマネジメントシステムを扱っているが，これまでと異なりISOの食品安全だけでなく，食品産業からの直接的な要求をより詳細に扱っている。例えば「前提条件プログラム」であるが，これらについては本書の「はじめに」に詳しい。

　ISO 9001:2008「序文　0.1　一般」には，「品質マネジメントシステムの採用は，組織の戦略上の決定によることが望ましい」とあるが，組織側にQMS構築の戦略があるとは思えないケースも多い。更に，ISO 9001:2008「序文　0.1　一般」には次のような記述もある。

　「組織における品質マネジメントシステムの設計及び実施は，次の事項によって影響を受ける。

　　a）　組織環境，組織環境の変化，及び組織環境に関連するリスク
　　b）　多様なニーズ
　　c）　固有の目標
　　d）　提供する製品
　　e）　用いるプロセス
　　f）　規模及び組織構造」

　a）〜f）は組織ごとに固有なものであり，組織は製品・サービスに関係する本質的な要素に焦点を合わせてQMSを構築しなければならない。

　この ISO 9001:2008 の条文を引用しながら主張している「ISO/TS 22002-1 での用語と自組織で使う用語との関連」の記述は，ISO 22000，さらには今回の主題である ISO/TS 22002-1 を組織自らの手順とするとき，その本質的な意図に従うことは必要であるが，画一的に ISO のマネジメントシステムに従う必要はなく，組織の現場の現実に合致するも

推薦のことば

のにしていくのが，そのメリットを生み出すものであるという，審査の現場の現実を見た叫びなのであろう。

　ISO 9001 は1987年に品質管理システムの国際規格初版として発行された。以来，1994年，2000年，2008年の3回の改訂を経て今日の ISO 9001 規格がある。本書に記述されている ISO 22000 規格は，ISO 9001 を食品分野に応用した規格である。

　ISO 22000 規格は 2005 年に国際規格として発行されたが，この規格は食品分野における第三者審査登録用の規格として使用されてきた。組織の製品である食品がきちんと品質保証され，顧客からの満足度合いが高くなるためには，製品の品質保証がシステム化され，将来にわたっても今の高い品質が維持される必要がある。

　今回本書で扱っている ISO/TS 22002-1 は，ISO が制定した技術仕様書であるが，現状での主たる目的は ISO 22000 を GFSI に認可してもらうための ISO 22000＋ISO/TS 22002-1 による FSSC 22000 構築にある。この FSSC 22000 に見るようなサプライチェーンにおける上位（ものを発注する組織）が下位（ものを受注する組織）を監査するということは，昔から世界中の産業界で広く行われていた。しかし，組織が多くの発注者から監査を受けるのは社会的に効率がよくない，ということから，30年ほど前にイギリスを始めとする欧米各国では第三者審査登録が第二者監査の代用にならないかという概念が議論されたと聞く。

　以来，多くの組織の第二者監査は，第三者審査登録に代行させることができないか検討がなされていった。一方で，第三者審査登録は別の要因で世界的に急激にその数を増加させていった。その要因とは，「ISO 9001 は輸出入のパスポート」といわれた各国の貿易政策，並びに国内でのサプライヤー峻別手段である。特に，1995 年 WTO（国際貿易機構）が発足し TBT（Technical Barrier on Trade）協定が発効されると，ISO 9001 の存在は急速に高まっていった。TBT 協定には国際標準化機構（ISO）の規格を推奨する箇条があったからである。

　事実，第三者審査登録制度のスタートは，多くの二者監査の時間的拘束に負担を感じていた組織に監査時間減少という，少なからず大きなメリットを与えていった。

　しかし，第三者が組織の QMS を公平に，客観的に評価し社会に公表すれば，第二者監査の代わりになるのではないかという狙いは，残念ながら過去30年の第三者審査登録の結果からは十分なものにならなかった。このことは食品分野に限るものではなく，ISO 9001 に基づく QMS 全般について言えることである。むしろ，ISO 9001 全体への評価が，ISO 22000 食品分野への評価につながったといえると思う。

　なぜ，第三者審査登録が第二者監査の代わりとして使用されるようにならなかったかの原因は，第三者審査登録のもつ信用，社会的認知が当初期待されたものと違ってきたということに尽きる。

　ISO/IEC 17021（JISQ 17021）「4.4.1」には，「審査登録の要求事項への適合の責任をもつのは，審査登録機関ではなく，顧客組織である」との記述があるが，これは当然のこと

で，QMS を有効なものにすることのメリットは一義的に組織そのものにあるわけで，組織は自らの経営の効率化，有効化，改善，刷新などの目的を明確に自覚し，トップマネジメントのリーダーシップの下，主体性をもって QMS を構築していかなければならないはずである。

　本書は，効果的な ISO/TS 22002-1 を構築し，組織に役立つ ISO 22000 の MS を構築していかなければならない組織にとって，正しく珠玉といっていい多くのノウハウが詰まっている。著者の長年の食品産業への関わり合いは言い尽くせない，専門的かつ的確なアドバイスを多くの組織に与えてきたが，ここにまた前提条件プログラムなどへの対応について社会的な貢献をされようとしている。

　広く関係者の皆様方に本書を強く推薦するものである。

　2011 年 7 月　初夏

株式会社　テクノファ　代表取締役
（ISO / TC176 / SC2 委員）

平　林　良　人

目　　次

はじめに …………………………………………………………………………… iii

推薦のことば ……………………………………………………………………… vii

0. ISO/TS 22002-1：2009 と本解説書との関連 …………………………………… 1
    0. 1　本書の位置づけ ………………………………………………………… 1
    0. 2　ISO/TS 22002-1 解説箇所における＜参考情報＞の考え方 ………… 2
    0. 3　ISO/TS 22002-1 での用語と自組織で使う用語との関連 …………… 3
    0. 4　前提条件プログラム誕生経緯と日本における衛生規範類 ………… 4
    0. 5　ISO/TS 22002-1 誕生経緯 ……………………………………………… 6
    0. 6　ISO/TS 22002-1 要求事項理解のための基礎知識 …………………… 7
    0. 7　世界の HACCP システムとその概要 ………………………………… 8
    0. 8　食品安全ハザードとその特徴 ………………………………………… 9
    0. 9　「前提条件プログラム」対応への重点指向の考え方 ……………… 11
    0.10　HACCP システムの科学的合理性と ISO/TS 22002-1 ……………… 14
    0.11　「食品安全のための前提条件プログラム」活用の考え方 ………… 16
    0.12　ISO/TS 22002-1 システム構築におけるハザード分析活用の考え方 ………… 16

1. 適　用　範　囲 ………………………………………………………………… 21

2. 引　用　規　格 ………………………………………………………………… 22

3. 用語及び定義 …………………………………………………………………… 22

4. 建物の構造と配置 ……………………………………………………………… 23
    4.1　一般要求事項 …………………………………………………………… 23
    4.2　環　　境 ………………………………………………………………… 26
    4.3　施設の所在地 …………………………………………………………… 27

目　　次

5. 施設及び作業区域の配置 ……………………………………………………………… 28

 5.1　一般要求事項 ……………………………………………………………………… 28
 5.2　内部の設計，配置及び動線 ……………………………………………………… 28
 5.3　内部構造及び備品 ………………………………………………………………… 29
 5.4　装置の配置 ………………………………………………………………………… 33
 5.5　試　験　室 ………………………………………………………………………… 34
 5.6　一時的/移動可能な設備及びベンディングマシン …………………………… 34
 5.7　食品，包装資材，材料及び非食用化学物質の保管 …………………………… 34

6. ユーティリティー空気，水，エネルギー …………………………………………… 36

 6.1　一般要求事項 ……………………………………………………………………… 36
 6.2　水の供給 …………………………………………………………………………… 36
 6.3　ボイラー用化学薬剤 ……………………………………………………………… 40
 6.4　空気の質及び換気 ………………………………………………………………… 41
 6.5　圧縮空気及び他のガス類 ………………………………………………………… 44
 6.6　照　　　明 ………………………………………………………………………… 45

7. 廃棄物処理 ……………………………………………………………………………… 46

 7.1　一般要求事項 ……………………………………………………………………… 46
 7.2　廃棄物及び食用に適さない，又は危険な物質の容器 ………………………… 46
 7.3　廃棄物管理及び撤去 ……………………………………………………………… 46
 7.4　排水管及び排水 …………………………………………………………………… 47

8. 装置の適切性，清掃・洗浄及び保守 ………………………………………………… 49

 8.1　一般要求事項 ……………………………………………………………………… 49
 8.2　衛生的な設計 ……………………………………………………………………… 49
 8.3　製品接触面 ………………………………………………………………………… 51
 8.4　温度管理及びモニタリング装置 ………………………………………………… 51
 8.5　清掃・洗浄プラント，器具及び装置のクリーニング ………………………… 52
 8.6　予防及び是正保守 ………………………………………………………………… 53

9. 購入材料の管理（マネジメント） …………………………………………………… 54

 9.1　一般要求事項 ……………………………………………………………………… 54
 9.2　供給者の選定及び管理 …………………………………………………………… 54
 9.3　受入れ材料の要求事項（原料/材料/包装資材） ……………………………… 55

目　　次

10. 交差汚染の予防手段 ･･･ 56

　　10.1　一般要求事項 ･･･ 56
　　10.2　微生物学的交差汚染 ･･･ 56
　　10.3　アレルゲンの管理 ･･･ 60
　　10.4　物理的汚染 ･･･ 62

11. 清掃・洗浄及び殺菌・消毒 ･･･ 63

　　11.1　一般要求事項 ･･･ 63
　　11.2　清掃・洗浄及び殺菌・消毒用のための薬剤及び道具 ･･･････････････････････ 63
　　11.3　清掃・洗浄及び殺菌・消毒プログラム ･･･････････････････････････････････ 64
　　11.4　CIP システム ･･･ 65
　　11.5　サニテーションの有効性のモニタリング ･････････････････････････････････ 66

12. 有害生物［そ（鼠）族，昆虫等］の防除 ･････････････････････････････････････ 68

　　12.1　一般要求事項 ･･･ 68
　　12.2　有害生物の防除プログラム ･･･ 68
　　12.3　アクセス（侵入）の予防 ･･･ 69
　　12.4　棲みか及び出現 ･･･ 69
　　12.5　モニタリング及び検知 ･･･ 69
　　12.6　駆　　　除 ･･･ 70

13. 要員の衛生及び従業員のための施設 ･･･ 72

　　13.1　一般要求事項 ･･･ 72
　　13.2　要員の衛生の設備及び便所 ･･･ 72
　　13.3　社員食堂及び飲食場所の指定 ･･･ 75
　　13.4　作業着及び保護着 ･･･ 76
　　13.5　健康状態 ･･･ 78
　　13.6　疾病及び傷害 ･･･ 79
　　13.7　人の清潔度 ･･･ 81
　　13.8　人の行動 ･･･ 81

14. 手直し ･･･ 82

　　14.1　一般要求事項 ･･･ 82
　　14.2　保管，識別及びトレーサビリティ ･･･････････････････････････････････････ 83
　　14.3　手直し（品）の使用 ･･･ 83

目　次

15. 製品のリコール手順 …………………………………………………………………… 84

　15.1　一般要求事項 ………………………………………………………………………… 84
　15.2　製品のリコール要求事項 …………………………………………………………… 84

16. 倉庫保管 …………………………………………………………………………………… 85

　16.1　一般要求事項 ………………………………………………………………………… 85
　16.2　倉庫保管の要求事項 ………………………………………………………………… 86
　16.3　車両，輸送車及びコンテナ ………………………………………………………… 86

17. 製品情報及び消費者の認識 ……………………………………………………………… 87

18. 食品防御，バイオビジランス及びバイオテロリズム ………………………………… 87

　18.1　一般要求事項 ………………………………………………………………………… 87
　18.2　アクセス管理 ………………………………………………………………………… 88

　索　引 ………………………………………………………………………………………… 91

　参考文献 ……………………………………………………………………………………… 95

0. ISO/TS 22002-1：2009と本解説書との関連

0.1 本書の位置づけ

　本書は，ISO/TS 22002-1：2009 の解説書である。ISO/TS 22002-1：2009 とは，「食品安全のための前提条件プログラム」であり，食品提供プロセスを農業，製造及び流通に区別した場合の"製造"に該当する。すなわち「食品製造」にかかわる「前提条件プログラム」に限定したものである。「前提条件プログラム」とは，ややわかりにくい用語であるが，一言でいえば，特定の施設のなかで食品を製造したり取り扱ったりするときに，その施設におけるあらゆる材料及び製品に共通する，事前に準備しておくべき安全衛生にかかわる手順のことである。

　ここで，ISO マネジメントシステム類の発行年のことを述べておく。ISO マネジメントシステム類は，その発行年を規格名称の後につけて，その規格の発行された年を表す。すなわち，ISO/TS 22002-1：2009 のように，2009 を末尾につけるのである。しかしながら，本書では，特に必要とされる場合を除いて，現段階での最新版を示すときには，以降，この発行年の記載を省略する。同様に ISO 22000：2005 及び ISO/TS 22004：2005 も発行年の記載を省略する。

　ISO/TS 22002-1 は「食品製造」にかかわる「前提条件プログラム」であると述べたが，「食品製造」というと非常に多くの製品と施設が対象になるわけで，製品の種類及びプロセスの種類によって，必要とされる「前提条件プログラム」の具体的内容は大きく異なるのである。したがって，ISO/TS 22002-1 における「前提条件プログラム」の要求事項の内容は食品製造全体を包含する包括的なものにならざるを得ない。すなわち，それぞれの組織における個別の製品及びそのプロセスに関する「前提条件プログラム」を制定する際の，"何を"構築する必要があるかを"汎用的に"示すしかないわけである。そのために，この"何を"に対して具体的な"どのように"構築するかは，該当組織に委ねざるを得ないのである。そこで，この解説書は ISO/TS 22002-1 の"何を"と，個別組織の"どのように"とを結ぶ橋渡しの役割を担おうと考えている。

　この解説書には，ISO/TS 22002-1 の要求事項の内容そのものは記述していない。ISO/TS 22002-1 の具体的な要求事項の内容は，必要に応じて日本規格協会発行の英和対訳版を参照していただきたい。本書では，ISO/TS 22002-1 の要求項目番号，タイトル及び要求事項の要点を記述し，なぜそのような要求事項が必要なのかを示し，また，主として日本におけるその要求事項に関連する対応事例を，法令規制要求事項や通達，さらには筆者の経験から得られた知識を示して，当該組織が ISO/TS 22002-1 を構築する際の汎用的なヒントを提示していきたいと考えているのである。その際に，本解説書は「食品製造」の現場視点を踏まえて記述していこうとしている。

　以後，「本書」と記載された箇所は，この「解説書」のことである。

0.2　ISO/TS 22002-1 解説箇所における＜参考情報＞の考え方

　本書は ISO/TS 22002-1 の解釈集である。本書を読み進むうちに＜参考情報＞という ISO/TS 22002-1 の要求事項の関連情報が記述されていることにお気づきいただけると思う。この＜参考情報＞をどのように考えたらよいかを示しておく。

　ISO/TS 22002-1 の要求事項は，技術仕様書といえども要求事項である。この内容は，基本的には達成しなければならないものである。もちろん，関連がないものは除外してよいとされているし，代替手法を導入してよいとされている。しかしながら，その際は，ISO 22000「**7.4**」のハザード分析によって正当化され，文書化されなければならないのである。

　一方，＜参考情報＞は，あくまでも参考事項である。例えば，ISO/TS 22002-1 の 5 章の「**5.3**」節に"排水はトラップされ及び覆われなければならない"という要求事項がある。一方，12 章には「**12.3**」節に"穴，排水管及び他の潜在的な有害生物のアクセスポイントは塞がなければならない"という要求事項がある。これは，考え方はわかるが，具体的にはどのようにしたらよいかは記述されていないので，どう対応したらよいかの迷いが出ることもあるであろう。そこで，日本における衛生規範である「弁当及びそうざいの衛生規範」における該当項目に排水溝の具体的な規範があるので，これを＜参考情報＞としてヒントを提示しているのである。トイレに関しても，その位置や数を＜参考情報＞に示している。また，製品保管に関する壁からの距離に関する＜参考情報＞も示されている。

　しかしながら，衛生規範は法令ではない。あくまでも規範であるから，このとおりでなければ適合しないというわけでないが，"排水はトラップされ及び覆われなければならない"という要求事項に対して，トラップされていなければ適合しない。その際にどうトラップしたらよいのかのヒントを＜参考情報＞で示しているのである。"穴，排水管及び他の潜在的な有害生物のアクセスポイントは塞がなければならない"という要求事項に対して，潜在的な有害生物のアクセスポイント（侵入経路）が塞がれていなければ適合しない。その時にどのようにアクセスポイント（侵入経路）が塞がれていたらよいのかのヒントを＜参考情報＞で示しているのである。その他＜参考情報＞には，「簡易専用水道の要求事項」のような法令規制要求事項もあるが，大方は法令規制要求事項ではないので，あくまでも参考事項としてご活用いただければ幸いである。

　これらの＜参考情報＞は組織にとっても，審査員にとってもそのヒントになるものであるが，仮にその＜参考情報＞どおりでないとしたら，組織はその根拠を説明できるようにしておけばよいわけで，審査員は説明を受けて納得できれば適合と判定してよいのである。あくまでも ISO/TS 22002-1 の要求事項の目的は，「食品製造」におけるハザードが予防できる手段があればよいからである。

0.3　ISO/TS 22002-1 での用語と自組織で使う用語との関連

　ISO 国際規格の日本語版で使用している用語が，日常的な日本語と異なる響きを持っており，これが，国際規格の理解を難しくしているのは事実である。もっとも，これは ISO 国際規格の日本語版を制定する時の宿命でもあり，日本語版が単に英文の意味を伝えるだけであれば，思い切って日常の日本語にしてもよいのであるが，その翻訳版が正規の ISO 国際規格であるとする際には，国際規格に決まりごとがあり，日常の日本語にしにくい面もある。国際規格を自国版にする場合には ISO/IEC ガイド 21 の決まりがあり，その翻訳は慎重にならざるを得ないのである。

　国際規格の自国語版を制定する場合には，その対応の程度を表す規定に次のような 3 つのレベルがある。日本においては，IDT 及び MOD に相当する場合を「JIS が国際規格に整合している」としている。したがって，日本においては，国際規格の日本語版という限りは IDT か MOD に相当するものでなければいけないのである。これを，日本では基本的には IDT のレベルを採用しており，例えば，JIS Q 9001 は IDT レベルである。

① IDT（identical）　　　：一致している
② MOD（modified）　　：修正している
③ NEQ（not equivalent）：同等でない

　ここで，マネジメントシステム国際規格の JIS と，組織における規定との関係に関して考えてみることにする。組織を悩ますのは，この JIS で使用している用語や規定内容の社内規格化の際に，同一の用語や規定内容で使用しなければならないのではないのかと考えることにある。結論から先に述べれば，「その必要はない」ということである。

　JIS Q 9001 は ISO 9001 に対して IDT である。この JIS Q 9001 の序文に，以下のような記述がある。これは，ISO 9001 を日本語化したものであり，国際規格の記述内容である。この序文の記述は ISO 9001 を採用する組織には，それぞれ，その組織固有の環境，ニーズ，目標，プロセス，規模，構造があり，それぞれの事情に合わせてシステムを作ればよいのであって，"品質マネジメントシステムの構造の画一化又は文書化の画一化を意図していない"といっているのである。したがって，社内規格では，JIS 規格と同一の用語や規定内容で統一しなければならないということはないのであり，思い切って自社の言葉を取り入れてもよいのである。ただ，国際規格は第三者機関での審査や，第二者監査で使われる場合があり，外部の人にその意味が伝わりにくいことが懸念されるようであれば，自社での用語の定義を用意すれば，その都度，外部の人に説明するわずらわしさが解消されるであろう。

> 「品質マネジメントシステムを採用することは，組織の戦略上の決定によることが望ましい。組織における品質マネジメントシステムの設計及び実現は，次の事項によって影響を受ける。
> a) 組織環境，組織環境の変化，及び組織環境に関連するリスク
> b) 多様なニーズ
> c) 固有の目標
> d) 提供する製品
> e) 用いるプロセス
> f) 規模及び組織構造
> この規格は，品質マネジメントシステムの構造の画一化又は文書化の画一化を意図していない。」

一方，本書で参照される国際規格は，英文版のISO 22000及びISO/TS 22002-1並びにその"英和対訳版"である。実は，この"英和対訳版"の和文は，単なる英文版を理解する際の参考資料であると記述されている。すなわち，基本的な国際規格は英文であり，組織においては英文をもとにして日本語を参考にし，自らの組織の規定を作ればよいのである。

日本における国際マネジメントシステムのJIS，あるいは"英和対訳版"には，カタカナ表現が多用されている。このカタカナを自社の規格に持ち込む必要はなく，社内で通用すればどのような言葉を使用してもよいのである。

ISO 22000及びISO/TS 22002-1においては，特に，カタカナを多用している。例えば，ISO 22000及びISO/TS 22002-1における中心的な用語である英文の"Hazard"であるが，両規定の"英和対訳版"の記載は"ハザード"である。この用語の日本語訳は，日本にHACCPが導入された約20年前の初期の頃は"危害"と訳されていた。次いで，HACCPが日本の食品衛生法に取り入れられたときには"危害の原因となる物質"と記載されていた。これは現在も変わらない。また，日本では"危害原因物質"，"危害要因"あるいは"危害因子"などと呼ばれることも多いのである。食品安全基本法の用語解説には"ハザード"，"危害要因"の両用語が記述されている。この用語も，自社内でもっとも馴染める言葉にすればよいのである。

"Monitoring"という用語がある。ISO 22000では"モニタリング"に統一されており，ISO 22002-1でも"モニタリング"であるが，"monitored"は"監視"とされている。ISO 9001では"監視"で統一している。自社の言葉で統一すればよいのである。

0.4　前提条件プログラム誕生経緯と日本における衛生規範類

そもそも，「前提条件プログラム」の必要性を明確にしたのはカナダ政府である。その

0. ISO/TS 22002-1：2009 と本解説書との関連

表 0.1　日本における衛生管理に関する規範類

衛生規範類の名称	略号
食品事業者が実施すべき管理運営基準に関する指針（ガイドライン） 食品事業者が実施すべき管理運営基準に関する指針（ガイドライン）について （食安発第 0227012）（平成 16 年 2 月 27 日）（最終改正平成 20 年 4 月 22 日）	㊇
大量調理施設衛生管理マニュアル 大量調理施設衛生管理マニュアル（平成 9 年 3 月 24 日衛食第 85 号別添） （最終改正平成 20 年 6 月 18 日食安発第 0616005 号）	㊄
弁当及びそうざいの衛生規範＊ 弁当及びそうざいの衛生規範について（昭和 54 年 6 月 29 日）（環食第 161 号） （第 3 次改正平成 7 年 10 月 12 日衛食第 188 号・衛乳第 211 号・衛化第 119 号）	㊄
漬物の衛生規範 漬物の衛生規範について（昭和 56 年 9 月 24 日）（環食第 214 号） （第 2 次改正平成 7 年 10 月 12 日衛食第 188 号・衛乳第 211 号・衛化第 119 号）	㊄
洋生菓子の衛生規範＊ 洋生菓子の衛生規範について（昭和 58 年 3 月 31 日）（環食第 54 号）	㊄
セントラルキッチン／カミサリー・システムの衛生規範 セントラルキッチン／カミサリー・システムの衛生規範について（昭和 62 年 1 月 20 日）（衛食第 6 号） （第一次改正平成 5 年 11 月 29 日衛食第 156 号）	㊄
生めん類の衛生規範 生めん類の衛生規範等について（平成 3 年 4 月 25 日）（衛食第 61 号） （第 2 次改正平成 7 年 10 月 12 日衛食第 188 号・衛乳第 211 号・衛化第 119 号）	㊄

＊なお，「弁当及びそうざいの衛生規範」及び洋生菓子の衛生規範の酸価及び過酸化物価の測定法は平成 23 年 3 月 28 日付け食安発 0328 第 1 号により改訂されている。

HACCP である FSEP（Food Safty Enhancement Programe；1995）のなかで必要性を強調したことから注目された。この FSEP のなかで，「前提条件プログラム」である"prerequisite programs"は，下記のように記載されている。

"FSEP のもとで，HACCP プラン開発に先立って，製造管理には直接関連はないかもしれないが，HACCP プランを支える要素を開発し，文書化し，実施するための，その施設に対する要求事項がある。これが"prerequisite programs"であり，HACCP プラン実施に先立って，その効果を監視し，検証する必要がある。"prerequisite programs"は食品施設内で，安全な食品生産に役立つ環境条件を提供する普遍的な手段や手順と定義されるものである。"

上記内容を見ると，"prerequisite programs"は，直接的には安全な製品の固有の製造条件ではないが，HACCP プラン開発に先立って導入すべきものであり，例えば手洗いとか，清潔なユニホーム着用とか，防虫・防そなどの安全な製品製造の普遍的な条件のことであると述べているのである。

実は，日本では，厚生省（現厚生労働省）が中心となり，昭和 50 年代から多くの衛生

管理の規範類，いわゆる「前提条件プログラム」が作られてきた。代表的なものを表0.1に示した。その他にも，主として地方公共団体が発行している「前提条件プログラム」である個別製品に関する衛生規範が多く見られる。したがって，本書では，ISO/TS 22002-1の要求事項がなぜ必要なのかを示すと同時に，日本における衛生規範類に見られる具体的事例，あるいは該当するISO/TS 22002-1の要求事項に対応する一般的な考え方を示していこうとしている。そのことにより，「食品製造」組織が，自らの個別製品や個別プロセスに対して"どのように"ISO/TS 22002-1の要求事項を具体的化すればよいのかの参考になると考えているからである。

なお，これら参考情報は＜参考情報＞と明示しているので，参照していただきたい。

なお，上記衛生規範類を引用するときには，本書の文中に，例えば"衛生規範㊇"のように示す。この㊇は「食品事業者が実施すべき管理運営基準に関する指針（ガイドライン）」を引用していることを示したものである。

0.5　ISO/TS 22002-1 誕生経緯

ISO/TS 22002-1そのものは英国のBSI（英国規格協会）が制定したPAS 220：2008（以降発行年は省略する）である。このPAS 220とは，ISO 22000の「前提条件プログラム」を食品製造業者用に，その詳細に立ち入って明確にしたものである。

ISO/TS 22002-1制定の背景は先に述べたが，食品小売業界の国際ネットワークであるCIES（International Committee of Food Retail Chains）と関連がある。CIESとは，世界の50カ国以上の食品小売業界の国際ネットワークであり，国際的な食品流通において大きな影響力を持つ団体である。この団体が運営するGFSI（Global Food Safety Initiative）は，世界の様々な食品安全規格を自団体が決めたガイダンス文書と照合して合致度を判定し，合致する規格のみを承認しており，その規格をCIESの食品小売業界の国際ネットワークに普及させていこうと目指しているのである。しかしながら，ISO 22000は前提条件プログラムの規定が十分でないとの理由で承認されなかった。

GFSIのガイダンス文書は，食品安全規格に対して下記の3項目の規定を要求している。
① 食品安全マネジメントシステムがあること。
② Good Practice（対象製品に応じて適正農業規範（GAP），適正製造規範（GMP），適正流通規範（GDP））があること。
③ Codex HACCPガイドラインあるいは米国食品微生物基準諮問委員会（NACMCF）の規定にもとづくHACCP規格があること。

ISO 22000 は，①に関しては，購入品の管理などは若干不十分なところがあるが，ほぼ適合しており，③は適合している。一方，②の Good Practice に関しては，「**7.2**」に前提条件プログラムの要求事項があり，その「**7.2.3**」に"例えば，法令・規格要求事項，顧客要求事項，認識されている指針，Codex の原則類及び実施規範類，国家規格，国際規格又はセクター規格を考慮して利用すること"と規定されており，さらに，要求される項目が規定されているので，一般的には適切なのであるが，GFSI のガイダンス文書では，対象製品によりそれぞれ適正農業規範（GAP），適正製造規範（GMP），適正流通規範（GDP）を明確にするようにと要求しているので，この要求事項に対しては適合していないと判定されても仕方がない状況にあった。

すなわち，ISO 22000 はあらゆる世界の食品関連組織で活用されている HACCP を ISO 22000 の枠内で統一しようとしたために，前提条件プログラムは当該組織に任せざるを得ない状況になり，具体的な内容を規定することはできず，具体論を要求する GFSI の考え方とは合致しないものとなっていた。

そのようななかで，2008 年に ISO 22000 と合体して活用するための「前提条件プログラム」である PAS 220 が BSI から発行された。これを受けて，オランダの FFSC（Foundation for Food Safety Certification）が，ISO 22000 と PAS 220 とをセットにした FSSC 22000 を開発し，これが CIES に承認された。一方，ISO が PAS 220 を原案として 2009 年に ISO/TS 22002-1 を発行した。これは食品加工用の適正製造規範（GMP）である。この ISO/TS 22002-1 をスイスの組織が ISO 22000 とセットにして Synergy 22000 を開発し，食品製造組織のための食品安全規格を作成して CIES に申請し，その承認を得たのである。なお，その後，FFSC が PAS 220 のみでなく，ISO 22002-1 と ISO 22000 とをセットにしたものも FSSC 22000 として認めるとした。

これによって，ISO 22000 の認証を取得している組織も PAS 220 を取り入れることにより，あるいは ISO/TS 22002-1 を取り入れることにより，CIES に受け入れられることになったのである。以上述べてきたように，ISO/TS 22002-1 は CIES による ISO 22000 の承認対策として導入されたものであるが，この ISO/TS 22002-1 は CIES 承認対策に限ることはなく，一般的に HACCP システムや ISO 22000 システム実施の際の「前提条件プログラム」として役立つものである。

0.6　ISO/TS 22002-1 要求事項理解のための基礎知識

ISO/TS 22004「**7.1**」によれば，"「前提条件プログラム」は特に明確にされたハザードの管理目的に選択されることはなく，衛生的な生産を維持する目的や周辺環境の処理や取り扱いの目的で使用される"と記述されている。一方，ISO 22000「**7.2.1**」によれば，食品安全のための前提条件プログラムの確立の目的は，以下の 3 項目を管理するためのものであると規定されている。

a) 作業環境を通じた，製品への食品安全ハザード混入の起こりやすさ
b) 製品間の交差汚染を含む，製品の生物学的，化学的及び物理的汚染
c) 製品及び製品加工環境における食品安全ハザードの水準

　すなわち，前提条件プログラムは，特定の製造施設で扱われる製品に共通する作業環境からの食品安全ハザード混入を防止したり，製品間の食品安全ハザードの交差汚染を防いだり，製品及び製品加工環境における食品安全ハザードの水準を一定以下に保つために活用されるものである。ということは，直接，特定の製品に固有なハザードを除去したり，許容水準まで低減したりするものではないと述べていることになる。特定の製品に固有なハザードを低減したりするための手段は，OPRP あるいは HACCP プランに属する管理手段を活用するのである。

0.7　世界の HACCP システムとその概要

　世界には数多くの HACCP システムと称される規格があり，ユーザーである組織にやや混乱を招いている状況にある。実は ISO 22002-1 導入の引き金となった GFSI のガイダンス文書の中にも，GFSI が認める食品安全規格には HACCP システムを含んでいないといけないとの表現があり "Codex HACCP ガイドラインあるいは米国食品微生物基準諮問委員会（NACMCF）の規定にもとづく HACCP 規格" と規定されている。この記述を見ると，Codex HACCP ガイドラインか米国食品微生物基準諮問委員会の HACCP 規格を含んでいなければいけないと記述されている。あたかも 2 種類の HACCP システムがあるような印象を与えるが，実は，表現や順序が異なっているところはあるが，この両者はほぼ同じものであり，米国食品微生物基準諮問委員会の HACCP 規格が最初に作られて，これをモデルにして，Codex HACCP ガイドラインが作成されたものである。ただ，「前提条件プログラム」の取り扱いからは，別種類に属する HACCP システムということもできるのである。

　そもそも HACCP システムという限りは，必ず，7 原則，12 の手順を基本とする Codex HACCP ガイドラインの基本的な考え方を包含しなければならないのである。HACCP システムを形づくった本家本元の米国でさえ，いまや，Codex HACCP ガイドラインの考え方を基本としている。その上で，HACCP システム活用の便宜を図るために，いろいろな付属システムが付いていると考えればよいのである。

　HACCP システムには基本的な付属システムがある。「前提条件プログラム」である。このシステムのない HACCP システムはない。ただ，この付属システムは HACCP システムと一体になっているものと，別システムを引用しているものとがある。Codex HACCP ガイドラインには「Codex 食品衛生の一般原則」という付属システムが別途用意されてお

0. ISO/TS 22002-1：2009 と本解説書との関連

表 0.2　世界の HACCP システム構成の概要

Codex HACCP システム	Prerequisite programe 一体	Prerequisite programe 別選択	マネジメントシステム付加	良品製造システム付加	該当 HACCP システム名称例
○		○			Codex HACCP
○	○				総合衛生管理製造過程 FDA 水産物HACCP
○		○	○		ISO 22000
○	○				NACMCF HACCP
○	○		○		FSCC 22000, Synergy 22000
○	○		○	○	SQF-2000
○		○	○	○	ISO 9001-HACCP HACCP-9000

り，HACCP システムでは一般的にはこの「Codex 食品衛生の一般原則」を使うものなのであり，さらに Codex は各種個別製品の製造規範を準備しており，必要に応じてこれらを活用することを求めているのである．

　次に HACCP システムの付属システムとして，経営者の関与を高めるためのマネジメントシステムを付加したものがある．経営者の方針のもと，食品安全を推進することを求めたものである．ISO 22000 は HACCP システムにマネジメントシステムを付加したものとなっている．

　もう 1 つの HACCP システムの付属システムとして，食品の良質性確保システムがある．食品製造というからには安全であることは当然のことであるが，「品質の良い」ということを無視しては商品として通用しない．そこで，良品作りのシステムと一体になっているものがある．ISO 9001 を付加したものは，その例である．もっとも ISO 9001 はマネジメントシステムであるから，経営者の関与を高めるシステムは自動的に付加されるものになっている．

　上記内容をまとめると，表 0.2 のようになる

0.8　食品安全ハザードとその特徴

　ここで，食品安全ハザードに関して述べてみる．ISO 22000 の定義によれば，食品安全ハザードとは人の健康へ悪影響をもたらす可能性がある食品中の生物学的，化学的又は物理的物質，もしくは食品の状態とされている．生物学的，化学的又は物理的物質を例示すれば，表 0.3，表 0.4，表 0.5 のようなものがある．

表0.3　生物学的ハザード例

ⓐ菌
- a) 病原性菌（芽胞形成）
  - ボツリヌス
  - ウエルシュ
  - セレウス
- b) 病原性菌（芽胞形成なし）
  - キャンピロバクター
  - 病原性大腸菌
  - リステリアモノサイトゲネス
  - サルモネラ
  - 黄色ブドウ球菌
  - 腸球菌
  - 腸炎ビブリオ
  - エルシニア
  - 赤痢菌
  - コレラ

ⓑ真菌類

ⓒウイルス
- ノロウイルス
- A型，E型肝炎
- ロタウイルス

ⓓ寄生虫，原生動物
- アニサキス
- クリプトスポリディウム
- 旋毛虫（トリヒネラ）
- ギアルディア
- 条虫
- 回虫
- トキソプラズマ

表0.4　化学的ハザード例

ⓐ自然起源
- アレルギー物質
- マイコトキシン（例：アフラトキシン）
- サバ毒（ヒスタミン）
- シガテラ魚毒
- フグ毒
- 貝毒
  - 麻痺性貝毒（PSP）
  - 下痢性貝毒（DSP）
  - 神経性貝毒（NSP）
  - 記憶喪失貝毒（ASP）
- キノコ毒
- 雑豆の青酸配糖体
- ジャガイモソラニン，チャコニン

ⓑ添加化学物質
- 農薬
- 殺虫剤
- 肥料
- 抗生物質
- 成長ホルモン

ⓒ環境由来化学物質
- PCB

ⓓ安全性未評価の遺伝子組替え食品

ⓔ毒性元素，化合物
- 鉛
- 亜鉛
- カドミュウム
- 水銀
- 砒素
- シアン

ⓕ食品添加物（主として使用制限があるもの）
- 保存料，色素など

ⓖ不純物
- 潤滑油
- 洗剤
- 殺菌剤
- 塗装剤
- ペンキ
- 冷媒
- 水，蒸気処理剤
- 害虫制御剤

ⓗ包材由来物質
- 可塑材
- 塩化ビニール
- 印刷インク
- 接着剤
- 鉛
- スズ

表 0.5　物理的ハザード例

・ガラス	・金属	・プラスチック
・木	・隔壁材	・人の持ち物
・石	・動物の骨	

　ここで，生物学的，化学的又は物理的物質の特徴を考えてみると，生物学的物質とは"生きもの"であり，化学的又は物理的物質はまさに"物質"そのものである。"生きもの"であるということは，条件さえ整えば増殖し，毒素を産生する場合もあるということである。この"生きもの"ということと，単なる物質であるということでは，前提条件プログラムにおける対応の考え方が大きく異なってくる。生物学的物質は微量でも存在すれば，条件さえよければ確実に増加（増殖）して人に"危害"を与える量，あるいは状態に変化するということであり，化学的又は物理的物質は増加することはありえないし，変化することもありえないので，微量であれば，あるいは一定の大きさ以下では，人に危害を与えるハザードとはなりえないということである。前提条件プログラムでの食品安全ハザードの対応は，この特徴をしっかり認識してあたらなければいけないのである。

0.9　「前提条件プログラム」対応への重点指向の考え方

　ここでは，これらハザードに対応するための重点指向の考え方を述べる。ここで述べようとしているのは，対応するハザードに重点を置くことができるのかということである。対応するハザードに重点を置くための前提条件は，いろいろあると思われるが，ここでは"現場視点を考慮する"ことにする。対応するハザードに関する"現場視点を考慮する"とは，ハザードに由来して発生する"危害"の大きさが，その1つであると考えられる。

　食品安全ハザードによる危害発生の結果は，"食中毒"あるいは傷害として示される。そのうちの，日本における食中毒の実態は，厚生労働省が，毎年，食中毒統計として発表している。平成21年度の食中毒統計数字（表 0.6　食中毒病原物質別発生状況　平成21年；『食品衛生研究』2010年9月号より転載）を見ると，病因物質（ハザード）が判明しているものの件数別では，全件数948件中536件が生物学的ハザードである細菌に由来する。その比率は56.5%である。次いで発生件数の多いものは288件の，同じく生物学的ハザードであるウイルスのなかのノロウイルスである。その比率は30.4%である。この2種類の病因物質で，全体の86.9%に達している。他は化学的ハザードであるフグ毒を中心とした動物性自然毒が4.1%，同じく化学的ハザードである毒キノコを中心とした植物性自然毒が5.6%である。

　これらハザードに由来する危害はOPRP及びHACCPプランに属する管理手段でも防止できるが，「前提条件プログラム」による予防効果も大きな比率を占めるのである。「前提条件プログラム」の対応策は，ISO/TS 22002-1の4章以降で具体的に述べられているが，

表0.6 平成21年病因物質別食中毒発生状況

		事件数	構成割合(％)	判明したものの構成(％)	患者数	構成割合(％)	判明したものの構成(％)	一事件あたりの患者数	死者数	構成割合(％)	判明したものの構成
総数		1,048	100.0	—	20,249	100.0	—	19.3	—	—	—
原因物質判明		948	90.5	100.0	18,514	91.4	100.0	19.5	—	—	—
細菌	総数	536	51.1	56.5	6,700	33.1	36.2	12.5	—	—	—
	サルモネラ属菌	67	6.4	7.1	1,518	7.5	8.2	22.7	—	—	—
	ブドウ球菌	41	3.9	4.3	690	3.4	3.7	16.8	—	—	—
	ボツリヌス菌	—	—	—	—	—	—	—	—	—	—
	腸炎ビブリオ	14	1.3	1.5	280	1.4	1.5	20.0	—	—	—
	腸管出血性大腸菌（VT産生）	26	2.5	2.7	181	0.9	1.0	7.0	—	—	—
	その他の病原大腸菌	10	1.0	1.1	160	0.8	0.9	16.0	—	—	—
	ウエルシュ菌	20	1.9	2.1	1,566	7.7	8.5	78.3	—	—	—
	セレウス菌	13	1.2	1.4	99	0.5	0.5	7.6	—	—	—
	エルシニア・エンテロコリチカ	—	—	—	—	—	—	—	—	—	—
	カンピロバクター・ジェジュニ／コリ	345	32.9	36.4	2,206	10.9	11.9	6.4	—	—	—
	ナグビブリオ	—	—	—	—	—	—	—	—	—	—
	コレラ菌	—	—	—	—	—	—	—	—	—	—
	赤痢菌	—	—	—	—	—	—	—	—	—	—
	チフス菌	—	—	—	—	—	—	—	—	—	—
	パラチフスA菌	—	—	—	—	—	—	—	—	—	—
	その他の細菌	—	—	—	—	—	—	—	—	—	—
ウイルス	総数	290	27.7	30.6	10,953	54.1	59.2	37.8	—	—	—
	ノロウイルス	288	27.5	30.4	10,874	53.7	58.7	37.8	—	—	—
	その他ウイルス	2	0.2	0.2	79	0.4	0.4	39.5	—	—	—
化学物質	化学物質	13	1.2	1.4	552	2.7	3.0	42.5	—	—	—
自然毒	総数	92	8.8	9.7	290	1.4	1.6	3.2	—	—	—
	植物性自然毒	53	5.1	5.6	195	1.0	1.1	3.7	—	—	—
	動物性自然毒	36	3.7	4.1	95	0.5	0.5	2.4	—	—	—
その他		17	1.6	1.8	19	0.1	0.1	1.1	—	—	—
不明		100	9.5	—	1,735	8.6	—	17.4	—	—	—

0. ISO/TS 22002-1：2009 と本解説書との関連

その圧倒的な部分は細菌及びウイルスに関連するものである。そこで，ここでは細菌及びノロウイルスの特徴を述べて「前提条件プログラム」の対応策理解の糸口としたい。

まず，細菌であるが，その特徴は下記のとおりである。
① 細菌は水分，液性，栄養及び温度の条件が整えば増加（増殖）する。
② その性質によっては毒素を産生する。
③ 100℃以下の温度では破壊されない毒素も産生される。
④ 芽胞は通常の 100℃以下の温度では滅菌できないものが多い。
⑤ 細菌に汚染されたものと汚染されていないものが接触をすると汚染が移る。
⑥ 細菌は空中の塵に付着して空間を漂い，落下して，製品や装置を汚染する。
⑦ 昆虫やねずみの媒介によって食品が細菌に汚染される場合がある。
⑧ 人の体には，通常は，表面にも内部にも細菌がいる。
⑨ 人は体内に病原菌がいても発病しない場合がある（保菌者）。

次にノロウイルスであるが，その特徴は下記のとおりである。（食品安全委員会事務局資料；「食品中のノロウイルス」より）
① 食中毒の原因食品はカキを中心とする二枚貝及び食品全般である。
② 人の体内では 10〜100 個程度の少量のノロウイルスで発症する。（腸炎ビブリオは 10〜100 万個以上で発症する）
③ ノロウイルスの原因食品を食べた人の約 1/2 が発症する。
④ ノロウイルスは人の腸管上皮細胞でのみ増殖できる。環境中やカキの中ではノロウイルスは付着しているのみで増殖することはない。
⑤ 感染して発症しない人でもノロウイルスを便中に排出する。
⑥ 感染者は症状がなくなってからでも一週間〜一ヶ月はノロウイルスを排出する。
⑦ 85℃ 1 分以上の加熱で活性を失わせることができる。
⑧ 消毒用アルコールや逆性せっけんで活性を失わせるには長時間の作用が必要。（70％の消毒用アルコールで 30 分間作用させる必要あり）
⑨ 器具等は次亜塩素酸ナトリウム（200 ppm）に浸すように拭く。
⑩ 手洗いは手をよく擦って，機械的にウイルスを落とすようにする。

なお，その他の生物学的ハザードである寄生虫は，凍結することで死滅するので「前提条件プログラム」の対象となることはなく，OPRP[注 0-1]か HACCP プラン[注 0-2]に属する管理手段（凍結）を活用することで危害を防ぐことができる。ただ，凍結することができない食材を生で食べる場合は，当然のことながら，寄生虫は死滅しない。

一方，化学的ハザードや物理的ハザードは"物質"であるために特異な動きはなく，混入させないことに注意することと，物理的ハザードは OPRP か HACCP プランに属する管

理手段を活用してハザードを除去することが対応策になる。

注 0-1) OPRP：オペレーション前提条件プログラムの略称。ハザード分析で明確にされたハザードを食品製造の過程で許容可能（安全）なレベルまで管理できる ISO 22000 でのハザードの管理手段の活用手順の1つ。

注 0-2) HACCP プラン：ハザード分析で明確にされたハザードを必須管理点（CCP）で許容可能（安全）なレベルまで管理する ISO 22000 でのハザード管理手段の活用手順の1つ。

0.10　HACCP システムの科学的合理性と ISO/TS 22002-1

　ISO/TS 22002-1，すなわち「食品安全のための前提条件プログラム」を展開するに当たって注意すべきことがある。ISO/TS 22002-1 は ISO 22000 で安全な食品を供給していく活動の「前提条件プログラム」である。ISO 22000 は HACCP に基づいた食品安全確保の仕組みであり，HACCP は科学的な合理性に基づいた食品安全確保のシステムであり，下記のような特徴がある。

　① 重点指向のシステムである
　　　ハザードを，その危害の大きさで評価し（リスクアセスメント），適切な管理手段を見出して，管理箇所も必要最小限に絞り，重点的に管理する。
　② ゼロデフェクトを求めない
　　　ハザードがゼロであることを求めない。消費者に危害を与えない範囲であれば，そのハザードは，仮に含まれていても管理の対象とはしなくてよい。
　　　米国 FDA の水産食品 HACCP では，3 インチ（7.5 mm）以上の金属片が存在しないことをもって，金属片が一切存在しないことであるとしている。現段階では，米国 FDA は 7.0 mm 以上の鋭利な固形異物が存在しないことをもって，鋭利な固形異物が一切ないこととしている。
　③ From Farm to Table の思想がある
　　　ハザードは，農場から台所までの，最も適切な場所で管理をすればよい。例えば，O-157 は，現段階では，台所かレストランで加熱処理で管理するのが最も確実で，経済的である。一方，農薬や動物用医薬品の管理は，農場で行うのが最も効果的である。
　④ 食品安全は工程で保証するとの考え方である
　　　ハザードは，最終製品の検査で保証するのではなく，食品製造加工の工程で，その管理手法を行使することで，食品安全を達成するものである。すなわち，"安全は工程で作り込む"のである。
　⑤ HACCP はシステムの構築であり，施設，設備の新設，増強を求めてはいない

0. ISO/TS 22002-1：2009 と本解説書との関連

　　HACCP システムにおけるハザードの管理は，ハザード分析で最適な管理手段を明確にして実施するのであって，どうしても施設，設備の導入がないと管理できない場合を除いて，施設，設備の導入の必要性はない。施設，設備の導入が必要な場合は，経済的合理性に基づいてその製品を作るために施設，設備の導入をするのか，製品製造を中止するのかの選択が求められるのである。

　HACCP は科学的合理性に基づいて実施することが求められるように，ISO 22000 も科学的合理性に基づいて実施されねばならない。したがって，ISO/TS 22002-1 も科学的合理性に基づいて実施されねばならない。HACCP には許容水準という基準がある。すなわち，この水準以下であれば，病原微生物が存在しても，農薬が存在しても，固形異物が存在しても管理の対象にはしなくてよいというものである。このことは，「前提条件プログラム」にも適用されることである。この許容水準は，日本では食品衛生法の「食品，添加物等の規格基準」に種々明記されており，世界的には食品規格委員会（Codex Alimentarius Commission：以下 Codex と略す）が種々の基準を決定している。もっとも，Codex の基準は世界の各国家が自国の法規に取り入れて初めて効力を発揮するものである。

　マネジメントシステムを審査していると，時々，必要と考えられる要求事項を遥かに超えた要求事項を規定しているシステムに出会うことがある。審査を続けていくと，実際は実施していないことが判明したり，形だけの記録が見つかったり，さらに深く審査していくと具体性がない場合がある。

　ISO のマネジメントシステムというものは，基本的には組織にとって必要なことが規定されているのであるが，"何が"必要であるかを規定しているのであって，"どのように"実施するかは組織に任せられているのである。したがって，その組織に対して必要最小限のものが規定されていればよいのである。必要以上のことを，規定して，実施してもよいが，必ずしも実施する必要もないものである。しかしながら，必要最小限のものは，"どのように"実施するかを決めて，必ず実施しなければならない。さもなければ，ISO マネジメントシステムの認証は得られない。また，これは，形の上で必要なものではなく，その組織にとって，安全な食品を安定して製造し，供給する際の必要不可欠のもののはずである。そのような考え方に立って，必要なものを最小限に決めて，必ず実施するようにしないといけないのである。

　詳しくは後で述べるが，ISO/TS 22002-1 の要求事項を除外するときや代替手法を実施する際は，その妥当性を ISO 22000 の「**7.4　ハザード分析**」で確認した上でなされなければならないと規定されており，その主張は科学的合理性に基づいたものである。実施しなければいけないことを実施するのは当然のことであり，それが実施できないということは，安全な製品製造はできないということであるのは論を待たない。しかしながら，科学的合理性に基づいて，実施する必要がないことを「実施しない」ことや，代替手法があるものに関しては，「代替手法で実施する」との選択は適切なのである。

0.11 「食品安全のための前提条件プログラム」活用の考え方

ISO/TS 22002-1「食品安全のための前提条件プログラム」では，その意図を下記のように明記しているが，これは妥当なものである。

① この仕様書は適切な資格を有して，また，それ相応の経験がある人が読者になると想定しているとしている。例えば，ISO 22000 の基礎知識のない人がいきなり ISO/TS 22002-1 を読んでも理解はできない危険性があると述べているのである。
② この仕様書は，特定の契約に必要とするすべてのことが含まれているわけではなく，この仕様書を参考にして，特定の契約に必要な内容を選択していかねばならないと述べている。この仕様書は「食品製造」に関する「前提条件プログラム」を汎用的に規定しているもので，一般的にはその要求事項は適切かつ合理的であるが，特定の製品にとっては，必要でも適切でもないような要求事項が存在することがあると考えられる。その逆に，必要であるが，そのような要求事項が明示されていないというようなこともあるかもしれない。その際には，自社で取り扱っている製品やその契約内容仕様書などを参照しながら，そのような要求事項は不要である根拠を明確にして除外し，あるいは必要であるものは追加し，自社製品やそのプロセスに合わせて，該当する自社の「食品安全のための前提条件プログラム」を構築していく必要があると記述しているのである。
③ この仕様書を遵守したからといって，法的な責任が免除されることはないと述べている。すなわち，自社の製品に該当する法令規制要求事項は，その遵守を最優先にしなければならないといっているのである。この法令規制要求事項は，わが国で規制しているものは当然のことながら遵守しなければいけない。それに加えて，輸出先の該当国が規制しているものを遵守しなければならない。しかしながら，輸出をしないものに関しては，輸出関連の法令規制要求事項は参考にしてもよいが，遵守することが求められることはない。例えば，Codex のガイドラインは，先に触れたように，国家が取り入れて法制化してはじめて効力を現すものであり，Codex のガイドラインがあるからといって遵守しなければいけないということはないのである。そこのところをよく理解して，必要なものを遵守することが求められるのである。

0.12 ISO/TS 22002-1 システム構築におけるハザード分析活用の考え方

ISO 22000 でのハザード分析は，「**7.4**」で食品安全ハザードを摘出して，管理が必要なハザードを絞り込み，その管理手段を明確にするための手段として使われるものである。ISO/TS 22002-1 においても，後の適用範囲のなかで明示されているが，その要求事項を除外したり，代替手法を採用したりする際には，ISO 22000 の「**7.4 ハザード分析**」で

0. ISO/TS 22002-1：2009 と本解説書との関連

その妥当性確認をした上でなされなければならないと規定している。理由は，このような除外や代替手法の実施による組織の安全な食品を提供するという，その能力に影響を与えてはならないからである。さらに，ISO/TS 22002-1 においては，その管理の必要性を判断する際に，"ハザード分析"を活用するようにという要求事項は随所にみられる。

ハザード分析では，まず，食品を製造する過程で合理的に想定されるすべてのハザードを摘出して分析評価しながら，管理する必要があるものとないものとを分類し，管理する必要があるものに関してはどのような手段で管理するのかを決めていくのである。その過程で，前提条件プログラムで管理すると決めたり，OPRP や HACCP プランに属する管理手段を活用すると決めたりするのである。

例えば，食品中の病原微生物の除去又は規定の許容水準までの低減に際しては，製品の加熱などの管理手段がある。これらは，OPRP や HACCP プランに属する管理手段を活用するのである。一方，食品生産場所の空気中に浮遊している塵埃中には病原微生物もいるかもしれず，腐敗細菌がいるかもしれないので，そのような微生物は少ないほうがよいわけである。そのためには，食品製造の特定の部屋の環境全体を浄化するのがよいのである。例えば，空気清浄化や紫外線殺菌などの環境改善をするのであり，これにより，特定の製品だけではなく，その場所で加工されるあらゆる製品の安全性の確保に役立つようにするのである。このような対策を「前提条件プログラム」というのである。

ここで，ハザード分析に関して ISO 22000 の「**7.4**」の要求事項をみると，下記のような手順で管理すべきハザードを決めていくのである。

① 特定の製品製造，加工の関連個所にどのようなハザードがあるかを明確にする。その際，常に，生物学的ハザード（B），化学的ハザード（C），及び物理的ハザード（P）を検討する
② そのようなハザードが存在すると判断した根拠を明確にする。そのようなハザードは考えられないという根拠があれば，"なし"としてよいのである。この場合，"なし"とは絶対的な"ゼロ"を意味するものではなく，管理する必要がない程度であることを示す表現である。
③ "なし"としなかったハザードに関しては，そのハザードの健康への悪影響の重大さ及び健康への悪影響の発生確率を総合的に判断して，対策を決めるのである。これをリスクアセスメントという。
④ 対策が必要であると判断したハザードに関しては，個別製品に対して具体的な対策を採るのか，あるいは，各種製品に共通する環境に対する改善策をとるのかを判断して，「前提条件プログラム」で管理するのか，OPRP あるいは HACCP プランに属する管理手段で管理するのかを明確にするのである。

表0.7 ハザード分析ワークシート例

様式番号	様式名		様式作成日	様式最新改定日	承認
様式742-001-00	ハザード分析ワークシート		2005-06-21		山田

ハザードの分類：B；生物学的，C；化学的，P；物理的　危害の厳しさ：3；重度，2；中度，1；軽度　発生頻度：3；発生頻度が高い，2；発生頻度は中程度，1；発生頻度は低い，0；無視できる

製品又は製品群名	製造部署・ライン		作成日	最新改定日	承認
生あん	第一製造ライン		2005-09-05	2008-04-01	山田

(1) 製品/段階	(2) 当該製品に含まれる/当該製品段階で侵入,増大する或は潜在するハザードの特定	(3) 第2欄決定の根拠	(4) 危害評価 厳しさ	(4) 危害評価 頻度	(4) 危害評価 危険度	(5) 特定されたハザードは衛生管理方法で管理可能か イエス/ノー	(5) 管理手段	(6) 衛生管理方法で管理不可の場合，管理手段 イエス/ノー	(6) 管理手段	(7) 管理手段の妥当性は可か	(8) 許容限界の要否	(9) 管理箇所 CCP, OPRP （ ）内は管理点の段階番号
1. 原料豆	B：腐敗微生物による汚染（栄養細胞）	・原料豆は農産物なので菌付着は避けられない	2	2	4	ノー		イエス	加熱殺菌	可	不要	OPRP3B (30)
	B：腐敗微生物による汚染（芽胞）	・原料豆は農産物なので菌付着は避けられない	2	2	4	ノー		イエス	水温，冷蔵管理で増殖予防 表示による顧客への伝達	可	不要	OPRP6B (36) OPRP8B (41) CCP4B (46)
	B：病原原微生物（芽胞非形成）による汚染 サルモネラ属菌 病原性大腸菌 黄色ブドウ球菌	・原料豆は農産物なので菌付着は避けられない	3	3	9	ノー		イエス	加熱殺菌	可	不要	OPRP3B (30)
	B：病原微生物（芽胞形成）による汚染 クロストリジウム属菌 セレウス属菌	・原料豆は農産物なので菌付着は避けられない	3	3	9	ノー		イエス	水温，冷蔵管理で増殖予防 表示による顧客への伝達	可	不要	OPRP6B (36) OPRP8B (41) CCP4B (46)
	C：シアン化合物含有	・原料豆によってはシアン化合物を含むものがある	2	2	4	イエス	・農家にシアン化合物を含まないものを注文。保証書入手			可	要	CCP2P (22)
	C：農薬残存	・原料豆生産者が適正な農薬を使用しない	2	1	2	イエス	・農家に適正な農薬使用を委託。保証書入手			可	不要	
	P：硬質異物 金属片 プラスチック，ガラス，小石等 軟質異物 昆虫，木片，ビニール片，紐等 人毛，獣毛	・原料豆は農産物なので異物混入は避けられない	3	3	9	ノー		イエス	選別機による分別 篩分による分別	可 可	要 不要	CCP2P (22) OPRP4P (33)

様式番号		様式名		様式作成日	様式最新改定日	承認
様式742-001-00		ハザード分析ワークシート		2005-06-21		山田

ハザードの分類：B：生物学的、C：化学的、P：物理的　　危害の厳しさ：3：重度、2：中度、1：軽度　　発生頻度：3：発生頻度が高い、2：発生頻度は中程度、1：発生頻度は低い、0：無視できる

製品部署・ライン		作成日	最新改定日	承認
第一製造ライン		2005-09-05	2008-04-01	山田

(1) 製品/段階	(2) 当該製品に含まれる／当該段階で侵入、増大する潜在的ハザードの特定	(3) 第2欄決定の根拠	(4) 危害評価 厳しさ	(4) 危害評価 頻度	(4) 危害評価 危険度	(5) 特定されたハザードは衛生管理方法で管理可能か イエス/ノー	(5) 管理手段	(6) 衛生管理方法で管理不可の場合、管理手段はあるか イエス/ノー	(6) 管理手段	(7) 管理手段の妥当性は可か	(8) 許容限界の要否	(9) 管理箇所 CCP、OPRP（ ）内は管理点の段階番号
生あん												
22. 原料豆選別	B：病原微生物汚染	・機器の洗浄不良	1	1	1	イエス						
	C：不純物付着	・機器の洗浄不良	1	1	1	イエス						
	P：硬質異物 金属片 プラスチック、木片、ガラス、小石 等	・選別工程条件が不良になると硬質異物が残存する	2	3	6	ノー		イエス	比重選別機による分別	可	要	CCP2P (22)
23. 計量	B：病原微生物汚染	・計量時の作業者による汚染	1	1	1	イエス						
	C：不純物汚染	・計量時の放置化学薬品による汚染	1	1	1	イエス						
	P：異物混入	・計量時の整備環境不良や作業環境よりの混入	1	1	1	イエス						
24. 原料豆洗浄・すすぎ	B：病原微生物（芽胞非形成）残存 サルモネラ属菌 病原大腸菌 黄色ブドウ球菌	・洗浄不良だと病原微生物が残存する	2	3	6	ノー		イエス	水すすぎによる低減 加熱殺菌	可 可	不要 不要	OPRP1B (24) OPRP3B (30)
	B：病原微生物（芽胞形成）残存 クロストリジウム属菌 セレウス属菌	・洗浄不良だと病原微生物が残存する	2	3	6	ノー		イエス	水すすぎによる低減 加熱殺菌 冷蔵管理による静菌 表示による顧客への伝達	可	不要	OPRP1B (24) OPRP7B (30) OPRP9B (41) CCP4B (41)
	C：中性洗剤の残存	・管理が不良だと中性洗剤が残存する	2	1	2	イエス	・洗浄後のすすぎ手順遵守					
	P：原料豆付着異物残存	・管理が不良だと砂などの微細異物が残存する	2	1	2	イエス	・洗浄後のすすぎ手順遵守					

「現場視点で読み解く ISO 22000：2005 の実践的解釈」矢田富雄著、幸書房（2010）」より転載

現場視点で読み解く ISO/TS 22002-1：2009 の実践的解釈

　ハザード分析表（ハザード分析ワークシート）の例を表 0.7 に示した。この表のハザード分析では，危険度が 1 以下のものは管理不要としている。

　そのような意味では，ハザード分析としては ISO 22000「**7.4**」で要求されるものを実施して，その分析を活用して「前提条件プログラム」での管理と OPRP や HACCP プランに属する管理手段での管理を明確にしていけばよいのである。ただ，ハザード分析は，一般的には，製造のフローダイアグラムに従って実施されている場合が多いが，FSSC 22000 を対象とするハザード分析は，例えば，ISO/TS 22002-1「**4.2**」の施設の外部環境からの製品へのハザードに関しても，ハザード分析の考え方を利用していけば，漏れのない，説得性のある「前提条件プログラム」や OPRP，HACCP での管理手段につながっていくのである。

1. 適 用 範 囲

この技術仕様書は，「食品製造」に限定されて適用されることを認識しておく必要がある。この技術仕様書制定の目的は，以下のように記述されている。

① この技術仕様書は，食品安全ハザードの管理のための「前提条件プログラム（PRP）」を確立し，維持するためのその具体的要求事項を規定している。
② この技術仕様書は，ISO 22000 の「**7.2**」に規定された PRP の要求事項を実施しようとしているすべての製造段階における組織に適用されることを意図しており，規模や複雑さに関係なく，その対象としているのである。
③ この技術仕様書は，食品供給に関連のない組織をその対象とはしていない。
④ 食品製造の作業は多様であり，ここに示す技術仕様書の内容がすべて個々の組織やそのプロセスに当てはまるわけでもない。したがって，除外や代替手法の実施もあり得る。
⑤ 除外や代替手法の実施の際は，その妥当性を ISO 22000 の「**7.4　ハザード分析**」で確認した上でなされなければならない。このような除外や代替手法の実施による組織の安全な食品を提供するというその能力に影響を与えてはならないからである。

この技術仕様書は，特に，ISO 22000 の「**7.2.3**」要求事項の項目を詳細に規定しているのであるが，さらに，それに加えて，「食品製造」に関連のある下記の項目を追加して要求事項を規定している。

(1) 手直し
(2) 製品リコール手順
(3) 倉庫保管
(4) 製品情報及び消費者の認識
(5) 食品防衛，バイオビジランス及びバイオテロリズム

なお，ISO 22000 の「**7.2.3**」要求事項に関するものには，下記のものがある。

① 建物及び関連設備の構造と配置
② 作業空間および従業者施設などの配置
③ 空気，水，エネルギー及び他のユーティリティの供給源
④ 廃棄物や廃水処理などの支援業務
⑤ 設備の適切性，並びに清掃・洗浄，保守及び予防保全のしやすさ
⑥ 購入した資材の管理

⑦ 交差汚染の予防手段
⑧ 清掃・洗浄及び殺菌・消毒
⑨ 有害生物（そ族，昆虫）の防除
⑩ 要員の衛生

　以上総括すると，この技術仕様書である ISO/TS 22002-1 には，上記 15 項目の具体化のための実施項目である"何を"が要求事項という形で述べられているのである。
　なお，ここで，技術仕様書の「適用範囲」の注記に"悪意のある汚染に対する予防手段はこの技術仕様書の範囲外である"と記述されているが，18 章の要求事項への注記である。しかしながら 18 章では，生産妨害，破壊行為，組織的暴力と例示されていることからみても，この 18 章の要求事項には悪意のある汚染に対する予防手段が求められていると考えられる。この悪意のある汚染に関しては別途 PAS 96 が用意されているとのことであるが，18 章で対応できる予防方法は，この章で明確にするとよいのである。

2. 引用規格

　ISO 22000：2005 の内容はこの技術仕様書適用に不可欠のものであるとして引用されると記載されている。
　なお，発行年記載に関する ISO マネジメントシステムの決めごとであるが，その引用規格に発行年が付されている場合（ISO 22000：2005 の 2005 が発行年）は，その年度の内容のみが引用されているのであり，発行年が付されていない場合（ISO 22000）は，常にこの規格の最新版を引用するものである。ISO/TS 22002-1：2009 には，ISO 22000：2005 のみが引用の対象となっている。

3. 用語及び定義

　ISO/TS 22002-1：2009 には ISO 22000：2005 に規定されている用語はそのまま使用すると規定されており，したがって，ISO 22000：2005 に規定されている用語は ISO/TS 22002-1 には記載されていない。一方，Codex の「一般衛生原則」における定義は CAC/RCP1：2003 に定義されている用語を ISO/TS 22002-1 の定義の中に記載しており，さらに，関連用語の定義も ISO/TS 22002-1 の定義の中に記載されている。
　これらの用語の定義は本書には記述しないので，ISO/TS 22002-1 英和対訳版の定義を参照していただきたい。ただ，その内容の解釈が特に必要と考えられる場合，その関連用語はその解説箇所に記述する。

4. 建物の構造と配置

4.1 一般要求事項

　この技術仕様書の対象となる建物は，食品製造の建物である。食品を製造するには原料を受け入れ，保管し，製造し，加工をし，製品を保管して，注文に応じて配送し，顧客に届けてその役割を終えるが，そのためには設備が必要であり，人手，技術，経営管理が必要である。さらに，それぞれの要素を総合的に最適にする敷地が必要であり，施設が必要であり，そのために資本が必要なのである。ここでの生産対象である食品を考えてみると，その必要とされる品質が確保され，さらには許容水準を満たす安全性が確保されなければならない。

　ここでの検討の対象となっている建物の構造と配置は，外部環境からの食品安全ハザードをどう防いでいくかということを，建物の構造及び配置で，すなわち，生産施設の立地と建物の構造をもって明確にしようとしているのである。なお，施設とは，製造の建物及び敷地を一体にしたものである。

　生産施設の立地を考えるとき，下記のようなハザードを防止する「前提条件プログラム」が必要となる。

① 食品が周辺環境から汚染される危険性は，その施設が，例えば，下記のような施設の近隣にあるときに危惧される。この場合は周辺空間の塵に付着して侵入してくる化学的ハザードや生物学的ハザードが考えられる。
　(a) 廃棄物処理場
　(b) 農薬を散布する田んぼや畑
　(b) 畜産動物の肥育所など
② 洪水を引き起こした歴史がある地域。洪水が発生すると，その水とともに化学的ハザードや生物学的ハザードが侵入してくる危険性がある。
③ 有害小動物が出没する地域などでは，その小動物が生物学的ハザードをもって侵入してくる危険性がある。

　新設設備であれば，極力，そのような地域を避けるのがよい。それが，食品安全を考慮する時の最適な「前提条件プログラム」であろう。しかしながら，既存の製造設備やその他の要素を考えるときに，そのような危険性のある地域で事業を続けることが最適であると判断される選択もありうる。その際は，ハザード分析を実施し，それらハザードが許容水準まで低減できる手段があるのかないのかを検討し，そのような手段の妥当性確認ができ，総合的に有利であるとの判断ができれば，組織としてはそのような地域で事業を続けることはあり得るのである。それが，ISO/TS 22002-1 で主張している「ISO 22000 の **7.4**

項のハザード分析によって正当化された代替法」であるといえるのである。組織あるいは審査員は，十分に，妥当性確認の根拠を考慮して結論を出す必要がある。

このような考え方をもって，**4.2〜4.3** の要求事項に対応していかねばならない。以下，その要求事項の要点を示し，参考情報を示す。以降，＜参照情報＞として示されているのは，日本における衛生規範類の要求事項や一般的に衛生管理の手段と考えられているものである。

＜参考情報＞
　衛生規範類㊁には下記のような要求事項がある。
　施設は環境衛生上不潔な場所に位置しないこと。ただし，防護策を施した場合はこの限りではない。

以下の節では建物の設計，建築及び維持に関して下記の事項を考慮する必要があると述べている。これはまさにハザード分析からスタートすることが求められているのである。
① 実施される加工操作。
② 加工操作に関連して考えられるハザード。
③ 工場周辺環境からの侵入が考えられる潜在的なハザード。
④ 周辺環境から製品に持ち込まれるハザードを防ぐのに必要な建物の耐久性。

なお，耐久性のある構造の注釈がつけられており，建物の屋根が漏れないもので，自動的に水はけができるものはその例であるとしている。壁面から雨が吹き込まないというのもその例である。

施設周辺に関するハザード分析に関する事例を表 4.1 に示した。

＜参考情報＞
　衛生規範類㊁には建物の設計，建築及び維持に関する下記のような要求事項がある。
① 製造場は，鉄筋コンクリート造等十分な耐久性を有する構造であることが望ましい。
② 製造場は，隔壁等により住居，事務所等の食品の製造に直接関係のない場所から完全に区分されていること。

表 4.1 ハザード分析ワークシート例

様式番号	様式名		様式作成日	様式最新改定日	承認
様式742-001-00	ハザード分析ワークシート		2005-06-21		山田

ハザードの分類：B：生物的，C：化学的，P：物理的　　危害の厳しさ：3：重度，2：中度，1：軽度　　発生頻度：3：発生頻度が高い，2：発生頻度は中程度，1：発生頻度は低い，0：無視できる

製品又は製品群名	製造部署・ライン		作成日	最新改定日	承認
生あん	第一製造ライン		2005-09-05		山田

(1) 製品/段階	(2) 当該製品に含まれる／当該段階で侵入し，増大する或は管理されるべき潜在的ハザードの特定	(3) 第2欄決定の根拠	(4) 危害評価 厳しさ	(4) 頻度	(4) 危険度	(5) 特定されたハザードは衛生管理方法で管理可能か イエス/ノー	管理手段	(6) 衛生管理方法で管理不可の場合，管理手段はあるか イエス/ノー	管理手段	(7) 管理手段の妥当性は可か	(8) 許容限界の要否	(9) 管理箇所 CCP，OPRP（ ）内は管理点の段階番号
1. 施設の周辺環境；30m先に養豚場あり	B：病原微生物汚染	・小動物の持ち込む病原微生物汚布。	2	2	4	イエス	建物の壁を鉄筋コンクリートとし，窓も密閉とする					
	C：農薬汚染	・農薬散布。	2	2	4	イエス	建物の壁を鉄筋コンクリートとし，窓も密閉とする					
	P：硬質異物風による土埃の進入	・風による埃の舞い上がりはさけられない。	2	2	4	イエス	建物の壁を鉄筋コンクリートとし，窓も密閉とする					
1. 施設の周辺環境；30m先に養豚場あり	B：病原微生物汚染	・小動物の持ち込む病原微生物汚染	2	1	2	イエス	建物の壁を鉄筋コンクリートとし，窓も密閉とする					
	B：豚の病原ウイルス飛来	・風による埃の舞い上がりに伴う飛来	2	1	2	イエス	建物の壁を鉄筋コンクリートとし，窓も密閉とする					
	C：なし	・動物医薬品は使用されるが飛来は考えられない。										
	P：なし	・豚舎に関連する異物は考えられるが飛来は考えられない。										
1. 施設の周辺環境；20m先に川あり	B：病原微生物汚染	・川が洪水によって氾濫して工場に汚水が進入する。10年前に大洪水があり床上浸水。	2	1	2	イエス	洪水後河川の護岸工事が行われ，100年に一度の洪水でも水が溢れないエ事がなされた					
	C：動物医薬品，農薬汚染	・川が洪水によって氾濫して工場に汚水が進入する。10年前に大洪水があり床上浸水。	2	1	2	イエス	洪水後河川の護岸工事が行われ，100年に一度の洪水でも水が溢れないエ事がなされた					
	P：土砂の進入	・川が洪水によって氾濫して工場に汚水が進入する。10年前に大洪水があり床上浸水。	2	1	2	イエス	洪水後河川の護岸工事が行われ，100年に一度の洪水でも水が溢れないエ事がなされた					

4.2　環　　境

　この節では，周辺環境からの製品汚染リスクを最小限にすることに関して考慮すべき下記の要求事項が規定されているのである。

　① 地域環境に存在する潜在的な汚染源を明確にすること。

> ＜参考情報＞
> 　細菌及びウイルスなどの生物学的ハザード及び農薬，殺虫剤及び肥料などの化学的ハザードを排出したり，使用したりしているところに対してその対応を考慮すること。どの程度の濃度で入ってくる危険性があるのかを考慮すること。

　② 潜在的な危険物質が製品に入り込む危険性を把握すること。

> ＜参考情報＞
> 　建物にそのようなハザードが入り込む危険性があるのかどうかを考慮すること。

　③ 潜在的な汚染源に対してとられた対策効果の有効性を定期的に見直すこと。

> ＜参考情報＞
> 　取り入れた空気を清浄化する必要があるのか。どの程度のレベルまで清浄化する必要があるのかどうかを考慮すること。
> 　清浄化装置を取り付けたのであれば，塵埃量測定機器を準備し，測定頻度を決めて，そのフィルターが正常に機能していることを定期的に測定する手順の確立を考慮すること。清浄度の表現に関しては **6.4** 節の＜参考情報＞を参照すること。

> ＜参考情報＞
> 　衛生規範類㊇には有害生物の侵入防止に関して下記のような要求事項がある。
> 　① 施設は，隔壁等により汚水溜，動物飼育場等不潔な場所から完全に区別されていること。
> 　② 施設は，ねずみの侵入を防止するため，外部に開放される吸・排気口等に金網等が設けられていること。
> 　③ 施設は，昆虫の侵入を防止するため，
> 　　(a) 施設の外部に開放される窓及び吸・排気口には網戸が設けられていること。なお，この場合，網戸の網目の大きさは，格子幅1.5mm以下であることが望ましい。
> 　　(b) 施設の外部に開放される出入口には，自動開閉式の扉等が設けられていること。

<参考情報>
　周辺環境への考慮，例えば，農薬散布が行われる農場があるか，近辺に川があり，大雨によって氾濫して建屋内に流れ込む危険性はあるかなどを考慮することは，基本的には生産施設立地計画の段階で対応しなければいけないものであるが，既存の工場の場合は新たに生じた潜在的ハザードである廃棄物の集積場，汚水溜，動物飼育場等不潔な場所からは，隔壁の設置，フィルター設置による清浄空気の取り入れ等により，自らの工夫で対応することになる。

4.3　施設の所在地

　この節では，敷地に由来する製品汚染リスクを最小限にするとの観点から，下記の事項が規定されている。
　① 施設の敷地の区域を明確にする。
　② 施設の敷地への入場場所及びその管理を明確にする。
　③ 施設の敷地をどう整備するかを明確にする。
　　(a) 植栽の管理
　　(b) 道路，構内，駐車場の水溜りの防止

<参考情報>
　衛生規範類㉙には施設の清掃に関して下記のような要求事項がある。
　施設の周囲の地面は，清掃しやすい構造で，かつ，排水のため適当な勾配があること。

<参考情報>
　施設の敷地の管理に関して一般的に下記のようなことが考えられる。
　① 施設への入場が，規定されたところ以外からは入場できない状況になっていること。
　② 部外者が敷地内に入る際は，受付を通すなど管理された状態で行われること。
　③ 施設に入っていく通路や施設の敷地内に水溜りができたり，ほこりが立ったりするような状態を防ぐこと。
　④ 植木などは定期的に手入れをして，害虫の発生を防ぐこと。

5. 施設及び作業区域の配置

5.1 一般要求事項

4章では，施設の外部環境から施設へのハザード侵入を予防するとの観点から要求事項が規定されていたが，5章では施設及び作業区域における交差汚染（汚染差があるものが接触することにより清浄度の高いものが汚染されること）をどう防ぐかとの観点から，下記の事項が規定されている。

① 材料（ISO 22000でいう原料，材料及び製品に接触する材料をいう）は生物学的，化学的及び物理的ハザードが存在することから製品やその加工区域とは距離をとったり，隔壁で隔離したりする必要がある。
② 作業区域は，そのハザードのレベルをもとに距離や隔壁で隔離されるようにする必要がある。
③ 外部からの昆虫やねずみなど有害生物の侵入による生物学的ハザード持ち込みを最小限にするために外部に向かって開放されている箇所は，開放時間の短縮化やエアカーテン設置，網戸設置が必要である。
④ 加工区域では製造・加工後はハザードに汚染されている危険性が高く，事後に清掃やクリーニングが必要である。
⑤ 清掃やクリーニングでは水や洗剤が使われるため，建物内の構造はそのことに耐えられるような材質となっている必要がある。
⑥ 水はけが悪いと細菌が増殖し，塵に付着して空中に浮遊して製品や設備を汚染する。床は水はけが良い構造にする必要がある。
⑦ 室内は細菌の増殖を最小限にするために，結露を防ぐことができ，埃などが堆積しない構造になっている必要がある。
⑧ 食品，材料及び非食品化学物質は相互に混じることのないように保管箇所は隔離されている必要がある。

以下の節では，施設の内部配置が良好な衛生状態や，良好な製造規範が維持向上されるようにするとの観点から設計，建設及び維持が行われるようにするために，下記の要求事項が規定されている。

① 材料，製品，人の動線を考慮する。
② 装置の配置を考慮する。

5.2 内部の設計，配置及び動線

この節では，交差汚染を最小限にするとの観点から，内部の設計，配置及び動線に関し

5. 施設及び作業区域の配置

て下記のような要求事項を規定している。
① 十分な空間を提供する。
② 生物学的，化学的及び物理的ハザードの交差汚染を少なくするように材料，製品あるいは人の流れ（動線）を考慮した建物内部の配置を実施する。
③ 原料保管庫と加工区域との間での汚染差を防ぐために十分な物理的（距離あるいは隔壁による）分離を行う。
④ 材料搬入，配送の際の入り口開放時間を最小限にする。

―――――――――――――――――――――――――――――――――――――――
＜参考情報＞
　衛生規範類㊪，㊫には交差汚染防止にかかわる建物内部配置設計について下記のような要求事項がある。
① 食品の各調理過程ごとに，汚染作業区域（検収場，原材料の保管場，下処理場），非汚染作業区域（さらに準清潔作業区域（調理場）と清潔作業区域（放冷・調製場，製品の保管場）に区分される。）を明確に区別すること。なお，各区域を固定し，それぞれを壁で区画する，床面を色別する，境界にテープをはる等により明確に区画することが望ましい。㊪（図5.1参照㊫）
② 製造場（原材料，製品の保管場及び検収場を除く。）の面積は，作業が行いやすいように，製造に用いる器具類等の設備の据付面積の約3.5倍以上であることが望ましい。㊫
③ 原材料，製品等の保管場㊫
　(a) 製造場には，原材料（添加物を含む。）によって製品が汚染されること等を防止するため，隔壁又は間仕切りで他の場所から区分されたそれぞれの専用の保管場が設けられていること。
　(b) 原材料のうち，冷凍食品，魚介類，食肉，野菜類及び添加物の保管場は，間仕切り等により明確にそれぞれが区分されていること。
④ 施設の出入口及び窓は極力閉めておくとともに，外部に開放される部分には網戸，エアカーテン，自動ドア等を設置し，ねずみや昆虫の侵入を防止すること。㊪
―――――――――――――――――――――――――――――――――――――――

5.3　内部構造及び備品

この節では，加工施設内における汚染物滞留防止の観点から，下記の要求事項が規定されている。
① 加工区域の壁と床はその接合部が容易に清掃・洗浄ができ汚染物が滞留しないように丸みをもたせることが望ましい。
② 床は排水溝に向かって傾斜を持たせて汚染水が溜らないような構造にすること。

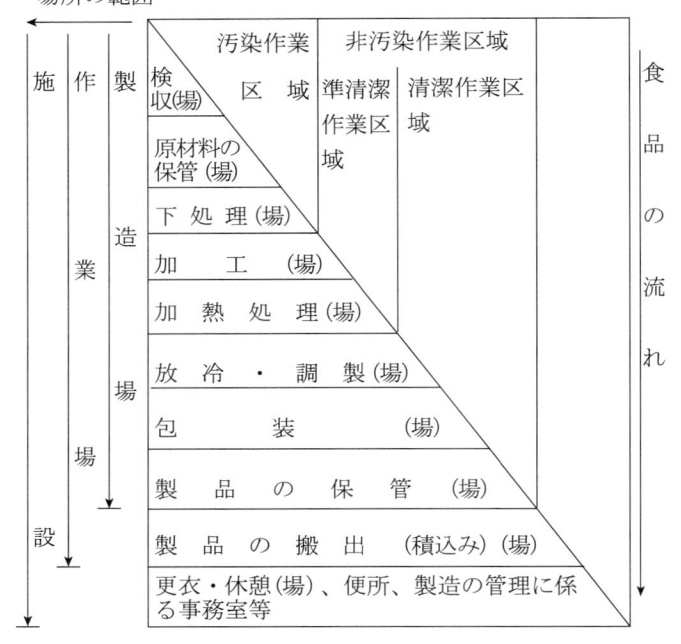

```
                  場所の範囲
                ←─────────→
              ┌─────────────────────────────────────┐
     施 作 製 │汚染作業          非汚染作業区域      │ 食
        業 造 │   検収(場)  区 域 │準清潔│清潔作業区│ 品
           場 │                   │作業区│域        │ の
              │原材料の            │域    │          │ 流
              │保管(場)                              │ れ
              │   下 処 理(場)                       │
              │   加     工  (場)                    │
              │   加 熱 処 理(場)                    │
              │   放 冷 ・ 調 製(場)                 │
              │   包     装      (場)                │
              │   製 品 の 保 管  (場)               │
              │   製 品 の 搬 出 (積込み)(場)        │
     設       │更衣・休憩(場)、便所、製造の管理に係  │
              │る事務室等                            │
              └─────────────────────────────────────┘
```

図 5.1 施設内各場所の区分と食品の流れ

③ 排水溝には傾斜を持たせて汚染水が溜らないような構造にすること。
④ 天井は埃の蓄積や結露を最小限にするような構造になっていること。
⑤ 外部へ開く窓，屋根の換気口又は換気扇には捕虫網を設置すること。
⑥ 外部に開く扉は使用しないときは閉めるか，又は仕切られていなければならない。

＜参考情報＞
　衛生規範類㋫には内部構造及び備品に関する下記のような要求事項がある。
① 製造場内の床面及び内壁の築造又は腰張りは，次のような材料及び構造であること。
　(a) 床面には，不浸透性，耐酸性及び耐熱性を有し，平滑で，摩擦に強く，滑らず，かつ，亀裂を生じにくい材料が用いられていること。（著者追記：床面は作業に使用する重量物に耐え，亀裂が生じない強度があること。）
　(b) 床面は，排水が容易にできるよう適当な勾配をつけ，すき間がなく，清掃が容易に行える構造であること。なお，その勾配は100分の1.5～2.0が望ましい。
　(c) 内壁は，その表面が平滑であり，かつ，少なくとも床面から1mまでは不浸透性，耐酸性及び耐熱性の材料を用いて築造されていること。
　　但し，それができない場合は，必ず床面から1mまでは不浸透性，耐酸性及び耐熱性の材料を用いて腰張りされていること。なお，腰張りは，埃の集積を避けるために図5.2のように，その上部は45度以下の角度を有する構造であることが望ましい。

5. 施設及び作業区域の配置

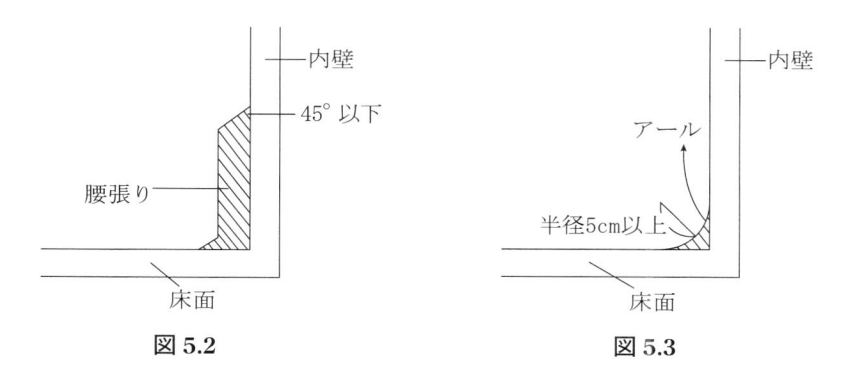

図5.2　　　　　　　　　図5.3

(d) 内壁の築造又は腰張りは，すき間がなく，清掃が容易に行える構造で淡いクリーム色等明るい色彩であること。
(e) 内壁と床面の境界には清掃及び洗浄が容易に行えるよう，図5.3のように半径5cm以上のアールが付けられていること。

② 排水のための製造場内の排水溝は次のような構造であること。（図5.4参照）
(a) 排水溝は，清掃が容易に行えるよう十分な幅を有すること。なお，この場合，その幅は20cm以上であることが望ましい。排水溝は0.8cm幅の鉄格子で覆われること。
(b) 排水溝は，排水が適切に流れるような勾配を有すること。なお，この場合，その勾配は100分の2〜4が望ましい。
(c) 排水溝の側面と底面の境界には，半径5cm以上のアールが付けられていること。
(d) 排水溝には，ねずみ及び昆虫等の侵入防止及びごみの流出防止のために，製造場外部への開口部の近くに，図5.4のように，網目の大きさの異なる耐酸性及び耐熱性を有する材料でできたかごが網目の大きいものから3個設置されていることが望ましい。

③ 排水溝には，ごみ等の逆流防止及び排水の逆流防止のために図5.4のように施設外部への開口部に格子幅0.8cm以下の鉄格子及びトラップが設けられていることが望ましい。

④ 製造場内の天井は，次のような材料及び構造とすること。
(a) 天井は，床面から2.4m以上の高さであることが望ましい。
(b) 天井は，すき間がなく，平滑で清掃が容易に行える構造であること。
(c) 天井には，結露を防止するために断熱材が使用されていることが望ましい。
(d) 天井は，汚れがついた時に直ちにわかるように淡いクリーム色等の明るい色彩であること。
(e) 天井部にあるパイプ及びダクトは，清掃が容易に行える構造であることが望ましい。さらに，これらは天井裏に内蔵されていることが望ましい。

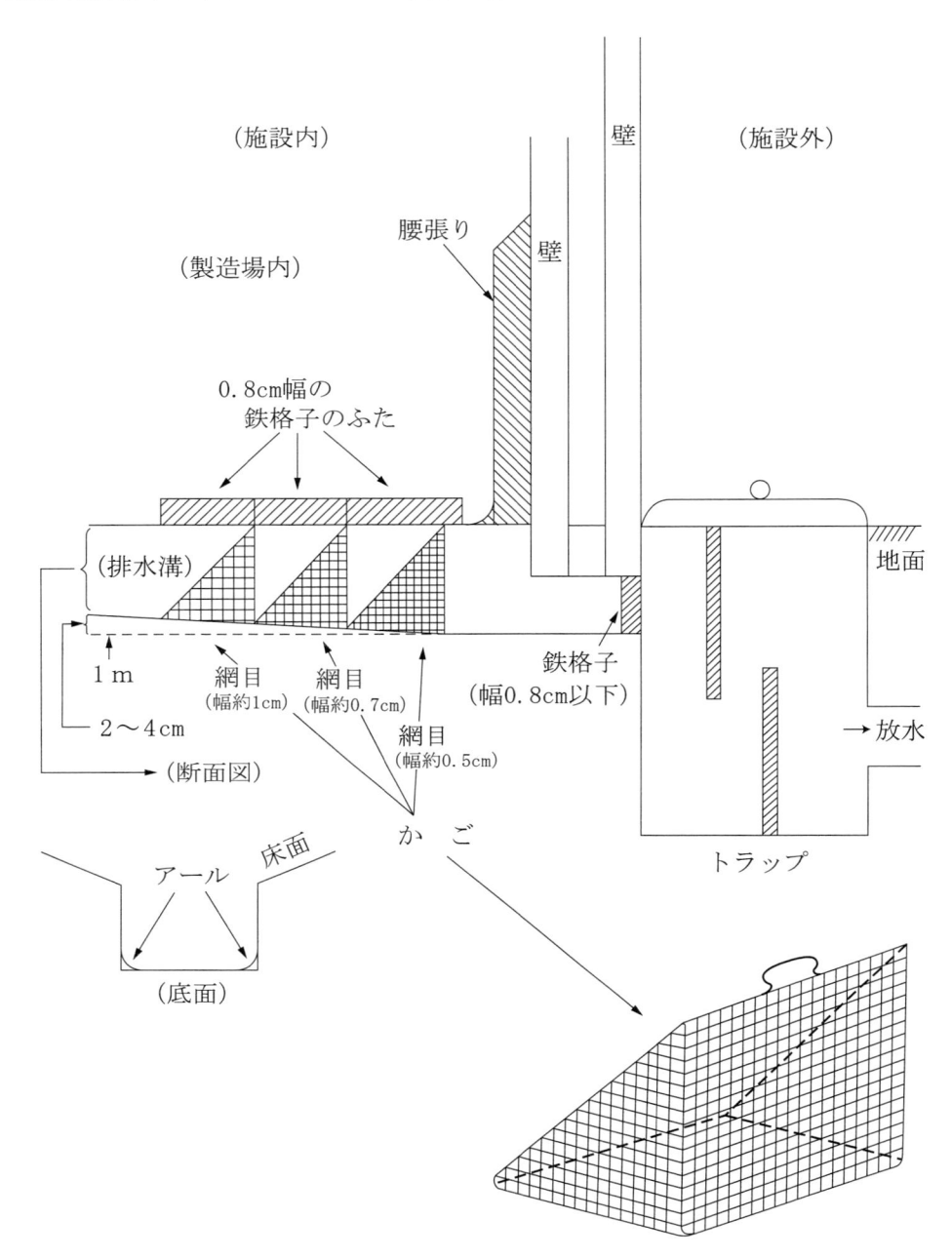

図 5.4 排水溝

弁当及びそうざいの衛生規範について（昭和 54 年 6 月 29 日）（環食第 161 号）より引用
（第 3 次改正平成 23 年 3 月 28 日食安発 0328 第 1 号）

本著図番号	引用文献図番号
図 5.1	図 1
図 5.2	図 2
図 5.3	図 3
図 5.4	図 4
図 5.5	図 5

5. 施設及び作業区域の配置

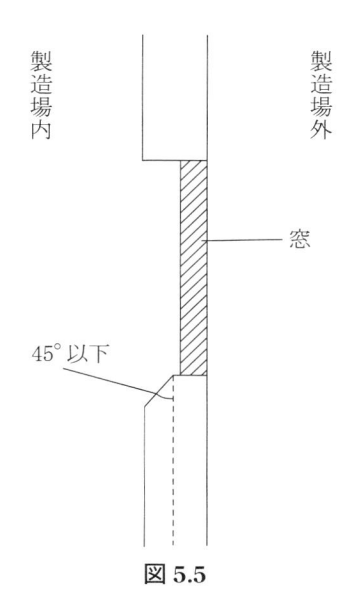

```
製造場内    製造場外
              │窓
    45°以下
```
図 5.5

⑤ 製造場内の窓は，埃の集積を避けるために，図 5.5 のように，窓の下部は 45 度以下の角度を有する構造であることが望ましい。
⑥ 施設は，昆虫の侵入を防止するため，
  (a) 施設の外部に開放される窓及び吸・排気口には網戸が設けられていること。なお，この場合，網戸の網目の大きさは，格子幅 1.5mm 以下であることが望ましい。
  (b) 施設の外部に開放される出入口には，自動開閉式の扉等が設けられていること。

5.4 装置の配置

この節では，衛生管理を考慮した装置配置の設計，建築及び維持に関する下記の要求事項が規定されている。
① 設備は良好な衛生管理ができるように，また，その状態が監視できるように必要な距離を持たせ，作業の流れにあわせた配置とすること。
② 設備は作業，清掃及び保守がしやすいように必要な距離を持たせて配置すること。

＜参考情報＞
衛生規範類㋐には装置の配置に関する下記のような要求事項がある。
① 固定した器具及び移動しにくい器具が，製造工程の流れに沿い，かつ，作業に便利なよう適切に配列されていること。
② 計画製造量に応じた数及び大きさの解凍槽，加工台，蒸煮がま等の器具が設置されていること。
③ 移動性の器具類を衛生的に保管するため，外部から汚染されない構造の専用の保管設備が設けられていること。

5.5 試験室

この節では，衛生管理を考慮した試験室の設計，建築及び維持に関して，下記の要求事項が規定されている。

① 製造，加工プロセスのラインに設置された試験設備からの製品の汚染リスクを最小限にするような配置や構造になっていること。
② 細菌試験室での菌が人，設備を通じて現場の製品汚染がなされないような構造になっていること。現場からの汚染物により試験試料が汚染されないような構造になっていること。
③ 細菌試験室は直接製造区域と結びつかない構造になっていること。

5.6 一時的/移動可能な設備及びベンディングマシン

この節では，一時的な設備及び自動販売機に関して，下記の要求事項が規定されている。

① 一時的な構造物が有害生物の棲家とならないように，また，製品の潜在的な汚染が避けられるように設計され，構築され，建設されなければならない。

＜参考情報＞
① 定期的なクリーニングや掃除がしやすい構造でなければならない。
② さびの発生防止を意識した材質でなければならない。

② 一時的な構造物や自動販売機に関しては，より注意深くハザード評価して管理しなければならない。

＜参考情報＞
自動販売機は有害生物の棲家となる危険性がある。定期的なクリーニングや掃除を計画して実施しなければならない。
東京都食品衛生法施行条例の公衆衛生上講ずべき措置の基準に自動販売機の規定があるので参考にするとよい。

5.7 食品，包装資材，材料及び非食用化学物質の保管

この節では，食品，包装資材，材料及び非食用化学物質の保管設備に関する設計，建築及びその設備の維持に関して，下記の要求事項が規定されている。

① 保管設備の埃，結露，排水，廃棄物及び他の汚染源から保護される構造になっていること。
② 保管区域は乾燥及び換気が行われるようになっていること。

5. 施設及び作業区域の配置

③ 必要な場合は保管区域での温度及び湿度の測定が行われていること。
④ 保管区域での原料，包装資材及び製品の隔離がなされていること。
⑤ 保管中のすべての材料と製品は，汚染防止，劣化防止のための検査，保守及び清掃ができるように保管されていること。
⑥ 有害生物［そ族及び昆虫等］の防除活動実施のために壁から十分な隙間を取って保管すること。
⑦ 洗浄剤，化学薬品及び他の危険物には別の安全な保管区域を提供すること。
⑧ ばら荷，農作物保管に関する例外事項があればFSMSの中で文書化すること。

＜参考情報＞

衛生規範類㈮には食品，包装資材，材料及び非食用化学物質の保管に関して下記のような要求事項がある。

① 原材料，製品等の保管場
　(a) 製造場には，原材料（添加物を含む。）によって製品が汚染されること等を防止するため，隔壁又は間仕切りで他の場所から区分されたそれぞれの専用の保管場が設けられていること。
　(b) 原材料のうち，冷凍食品，魚介類，食肉，野菜類及び添加物の保管場は，間仕切り等により明確にそれぞれが区分されていること。
　(c) 殺虫剤等の食品に絶対混入してはならない薬品については，作業場以外の所に専用の保管場が設けられていること。
② 冷凍庫又は冷蔵庫においては，食品を庫内容積の70％以下で保存することが望ましい。

＜参考情報＞

食品，包装資材，材料の保管に関して一般的には下記のような基準が見られる。

① 材料及び製品の保管は，保管期間によっても異なるであろうが，床に直置きをしないで，パレットの上に置くのがよい。また，そ族，昆虫の防除活動から，壁からも隙間を保つことが望ましいとされている。米国の食品会社では18インチ（約46 cm）以上は必要であるとしていた。清掃を実施する観点からも上記の間隔が取れることが望ましい。
② 清掃・洗浄剤，化学薬品及び他の危険物は別の安全な区域に保管し，権限を持った人が取り扱える方式が必要である。
③ ばら荷は，一般的には，サイロなどに保管されることが多く，それ以外は包装形態のものが多いであろうし，野菜類もダンボール包装のものが圧倒的に多く，例外があればハザード分析をして手順書を決め，保管する必要がある。

6. ユーティリティ―空気，水，エネルギー

6.1　一般要求事項

　空気，水，エネルギーなどのユーティリティは食品製造を支える非常に重要な資材であり，補助資材である。しかしながら，そのユーティリティは食品の汚染源ともなる危険性があるものでもある。空気は圧縮される際に発生する凝縮水にハザードである細菌繁殖の危険性がある。一方，水には細菌などの生物学的ハザード除去に由来する，あるいは原水に由来する化学的ハザードなどの混入が懸念される。さらに，蒸気発生ボイラーでは清缶剤，脱酸素剤，スケール除去剤などが使用されることによる蒸気への薬剤移行による化学的ハザードが懸念される。それらハザードをどのように予防するかが課題となる。

　以下の節では，空気，水，エネルギーのユーティリティなどの加工及び保管区域での備蓄並びにその供給ルートにおける生物学的ハザード及び化学的ハザードによる製品汚染リスクを最小限にするとの観点での設計が行われることが求められている。

6.2　水の供給

この節では，水の供給に関して下記の規定がある。
① 製造工程へは飲用に適する水を，需要を満たせるように供給しなければならない。水に関連する備蓄及び供給の設備，さらには必要な場合は温度調整の設備などは特定の水質条件を満たすように設計しなければならない。
② 氷や蒸気（厨房で使われる蒸気を含む）を含めて製品の材料として使用される水並びに食品や食品の表面に接触する水は特定の水質及び製品で要求される微生物規格に適合しなければならない。
③ クリーニングや製品に間接的に触れる危険性のある水（ジャケット付き（容器の周辺に加熱あるいは冷却用の液体を入れる覆いが付いているもの）の容器，熱交換器など）はその用途に相応しい特定の品質や微生物の要求事項に適合しなければならない。
④ 製造工程内の飲用不適の水は表示して，飲用適の水のシステムとは独立した供給システムになっていなければいけない。これは，飲用不適の水が飲用適の水のシステムに逆流することがないようにしなければいけない。すなわち飲用適の水のシステムと飲用不適のシステムは配管や装置のどこででも接続されていてはいけない。
⑤ 製品と接触する水は消毒ができる配管を使うことが望ましい。

<参考情報>
　日本では水道水や飲用適の水に関しては水道法あるいは食品衛生法に下記のような規定がある。

① 日本においては，水道法に水道水の水質基準があり，水道水はその基準に適合しなければならない。ただし，水道法には水道水の水質基準は示されているが，飲用できる水の基準はない。地方公共団体ではその基準を持っている場合がある。

② 食品製造に使用される水は水道法の水質基準（微生物基準を含む50項目の基準）に適合する水か，食品衛生法で定められた飲用適の水（微生物基準を含む26項目の基準）でなければならない。（表6.1，表6.2参照）

③ 日本においては，水道法に使用者の給水装置の材質基準があり，適合しないものは使用できない。また，水道水の備蓄容器に関してはその容量によって水道法に管理規定があり，該当する管理が必要である。（簡易専用水道*，専用水道*）

④ 日本では，食品製造に使用される設備には食品衛生法（食品添加物等の規格基準）に基準があり，適合しないものは使用できない。

⑤ 水道法では水の消毒などの衛生管理の規定があり，給水栓で一定以上の残留塩素の基準が規定されている。その残留値は一定の頻度で監視することが求められている。（後述の＜参考情報＞参照）

<参考情報>
＊簡易専用水道：水道事業から供給を受ける水のみを水源とするもので，その施設の規模が10klを超えるもの。すなわち10.1kl以上の貯水タンクは対象となり，1年に1回以上の，定期的な水槽（受水槽，高置水槽等すべての水槽を含む）の清掃及び水質検査を受けねばならない。

＊専用水道：101人以上者の居住に必要な水を供給する施設か，1日に20tを超える給水能力を持つ施設であれば地下水をくみ上げていてもその施設は専用水道と定義される。また，他の水道から水の供給を受けている場合でも100tを超える貯水槽を持っている施設などでは専用水道と判断され，設備を設置する前に届出が必要で，水質検査の実施が必要であり，水道技術管理者設置などの義務が課せられる。

表 6.1　水道法水質基準（50 項目）　　　　　　（単位；mg/L）

項目	基準値	項目	基準値	項目	基準値
一般細菌	100個/g	トリクロロエチレン	0.01	ナトリウム	200
大腸菌	不検出	ベンゼン	0.01	マンガン	0.05
カドミウム	0.003	塩素酸	0.6	塩化物イオン	200
水銀	0.0005	クロロ酢酸	0.02	硬度（Ca, Mg等）	300
セレン	0.01	クロロホルム	0.06	蒸発残留物	500
鉛	0.01	ジクロロ酢酸	0.04	陰イオン界面活性剤	0.2
ヒ素	0.01	ジブロモクロロメタン	0.1	ジェオスミン	0.00001
六価クロム	0.05	臭素酸	0.01	2-メチルイソボルネオール	0.00001
シアン	0.01	総トリハロメタン	0.1		
硝酸態窒素及び亜硝酸態窒素	10	トリクロロ酢酸	0.2	非イオン界面活性剤	0.02
		ブロモジクロロメタン	0.03	フェノール類	0.005
フッ素	0.8	ブロモホルム	0.09	有機物質（TOC）	3
ほう素	1	ホルムアルデヒド	0.08	pH値	5.8〜8.6
四塩化炭素	0.002	亜鉛	1	味	異常でない
1,4-ジオキサン	0.05	アルミニウム	0.2	臭気	異常でない
シス及びトランス-1,2-ジクロロエチレン	0.04	鉄	0.3	色度	5度
		銅	1	濁度	2度
ジクロロメタン	0.02				
テトラクロロエチレン	0.01				

表 6.2　食品衛生法飲用適の水質基準（26 項目）　　　　　（単位；mg/L）

項目	基準値	項目	基準値	項目	基準値
一般細菌	100個/g	フッ素	0.8	陰イオン界面活性剤	0.5
大腸菌	不検出	有機リン	0.1	フェノール類	0.005
カドミウム	0.01	亜鉛	1	有機物質（TOC）	10
水銀	0.0005	鉄	0.3	pH値	5.8〜8.6
鉛	0.05	銅	1	味	異常でない
ヒ素	0.01	マンガン	0.3	臭気	異常でない
六価クロム	0.05	塩素イオン	200	色度	5度
シアン	0.01	硬度(Ca, Mg等)	300	濁度	2度
硝酸態窒素及び亜硝酸態窒素	10	蒸発残留物	500		

6. ユーティリティ―空気, 水, エネルギー

<参考情報>

衛生規範類㊟に食品製造工程における水の使用に関して下記のような規範がある。

① 食品取扱施設で使用する水は, 飲用適の水であること。

　ただし, 次のような場合は, この限りではないが, これらの水が食品に直接触れる水に混入しないようにすること。

　ⓐ 暖房用蒸気, 防火用水等, 食品製造に直接関係ない目的での使用。

　ⓑ 冷却や食品の安全に影響を及ぼさない工程における清浄海水等の使用。

② 水道水以外の水を使用する場合には, 年1回以上（食品の冷凍又は冷蔵業, マーガリン又はショートニング製造業（もっぱらショートニング製造を行うものは除く。）又は, 食用油脂製造業にあっては4ヶ月に1回以上）水質検査を行い, 成績書を1年間以上（取り扱う食品等の賞味期限を考慮した流通期間が1年以上の場合は当該期間）保存すること。

　ただし, 不慮の災害等により水源等が汚染されたおそれがある場合には, その都度水質検査を行うこと。

③ 水質検査の結果, 飲用不適となったときは, 直ちに使用を中止し, 保健所長の指示を受け, 適切な措置を講ずること。

④ 貯水槽を使用する場合は, 定期的に清掃し, 清潔に保つこと。

⑤ 水道水以外の井戸水, 自家用水道等を使用する場合は, 殺菌装置又は浄水装置が正常に作動しているかを定期的に確認し, 記録すること。

⑥ 氷は, 適切に管理された給水設備によって供給された飲用適の水からつくること。また, 氷は衛生的に取り扱い, 貯蔵すること。

⑦ 使用した水を再利用する場合にあっては, 食品の安全性に影響しないよう必要な処理を行うこととし, 処理工程は適切に管理すること。

<参考情報>

水道法第22条に水道施設の管理及び運営に関し, 消毒その他衛生上必要な措置を講じることが要求されており, その規定を受けて, 水道法施行令第17条の3項に給水栓における水が, 遊離残留塩素を 0.1 mg/l （結合残留塩素の場合は, 0.4 mg/l）以上保持するように塩素消毒をすることとの規定がある。また, 同規定には, 供給する水が病原生物に著しく汚染されるおそれがある場合又は病原生物に汚染されたことを疑わせるような生物若しくは物質を多量に含むおそれがある場合の給水栓における水の遊離残留塩素は, 0.2 mg/l （結合残留塩素の場合は, 1.5 mg/l）以上とするとの規定があり, この規定を受けて水道水の遊離残留塩素 0.1 mg/l 以上との基準が決まっているのである。

＜参考情報＞
衛生規範類㊥に使用する水の管理に関して下記のような規範がある。
① 井戸水又は自家用水道を使用する場合は，年2回以上水質検査を行い，その成績書を1年間保存すること。但し，天災等により水源等が汚染されたおそれがある場合には，そのつど水質検査を行うこと。
② 水質検査は，公的機関，食品衛生法に基づく指定検査機関等に依頼して行うこと。また，水質検査の結果，飲用不適とされた場合は，直ちに保健所長の指示を受け，適切な措置を講ずること。
③ 水道水以外の水を使用する場合は，常に殺菌装置又は浄水装置が正常に作動していることを確認し，その旨を記録すること。
なお，これらの水の消毒は，次亜塩素酸ソーダを用い，末端給水栓で遊離残留塩素0.1ppm以上とすること。遊離残留塩素の測定は，1週に1回定期的に行い，その測定結果は1年間保存すること。
④ 貯水槽は，清潔を保持するため，年1回以上清掃を行うこと。

＜参考情報＞
衛生規範類㊥に使用する水の管理に関して下記のような規範がある。
① 使用水は飲用適の水を用いること。また，使用水は，色，濁り，におい，異物のほか，貯水槽を設置している場合や井戸水等を殺菌・ろ過して使用する場合には，遊離残留塩素が0.1mg/l以上であることを始業前及び調理作業終了後に毎日検査し，記録すること。
② 水道事業により供給される水以外の井戸水等の水を使用する場合には，公的検査機関，厚生労働大臣の登録検査機関等に依頼して，年2回以上水質検査を行うこと。検査の結果，飲用不適とされた場合は，直ちに保健所長の指示を受け，適切な措置を講じること。なお，検査結果は1年間保管すること。
③ 貯水槽は清潔を保持するため，専門の業者に委託して，年1回以上清掃すること。

6.3 ボイラー用化学薬剤

この節では，ボイラー用化学薬剤に関して下記の規定がなされている。
① ボイラーで発生する蒸気が，直接，食品に接触する場合は，規制当局が許可したものか許可した添加物以外は使用できない。
② ボイラー用化学薬剤は鍵のかかるところに保管するか，権限を持った人のみが取り扱える安全な管理方式が必要である。

<参考情報>
　日本の食品衛生法によれば，直接食品に接触することが意図されているものに使用できるのは，食品か，許可された食品添加物のみである。

6.4　空気の質及び換気

　この節では，空気の質と換気に関して下記の①～⑦が規定されている。空気の食品加工及び保管区域での使用あるいは管理については下記の4つのケースがあるが，ここで扱うのは(1)，(2)及び(3)のケースである。(4)のケースは**6.5**節で扱う。
　(1) 加工室全体の空気清浄度を管理する場合
　(2) 加工室全体の温度，湿度の調節をする場合
　(3) 調理，加工中に発生する塵埃等を除去する換気
　(4) 圧縮空気がプロセスで使用され製品に直接触れる場合

① 食品の構成要素として使用される，あるいは直接製品に接触する空気に関しては，ろ過方法，相対湿度及び微生物規格を確立しなければならない。
② 温度や湿度がその製品製造に必須であると組織が想定する場合は管理システムを導入して，監視しなければならない。
③ 自然なあるいは機械的な換気により，過剰な蒸気を除き，塵あるいは悪臭を除去しなければならない。また，湿式クリーニング後の乾燥を容易にする手段を講じなければならない。
④ 室内に供給する空気の質は空中の微生物からのリスクを最小にするように管理しなければならない。
⑤ 微生物が増殖したり生存したりする製品が空気に曝されている区域では，その空気の質の監視及び管理の手順を確立しなければならない。
⑥ 換気システムは空気が原材料の置かれた区域あるいは汚染区域から清浄区域に流れ込まないように設計して構築しなければならない。そのためには，両区域間に一定の空気圧差を維持しなければならない。システムはクリーニング，ろ剤交換及び保守が容易にできるものでなければならない。
⑦ 空気取り入れ口の状態は定期的に点検しなければならない。

衛生規範類㊈では，換気に関して以下の規範が規定されている。

製造場には，必要に応じ適当な位置に十分な能力を有する換気装置が設けられていること。

① 水蒸気，熱気，ばい煙，粉じん等の発生源の近くには，フード(金属板製ロート型天がい)，ダクト及び換気扇で構成される強制排気装置が設けられていること。

なお，この場合の排気能力は，フード面で1秒間に0.25〜0.5mの吸引能力を有するものであることが望ましい。

また，フードは，清掃が容易に行える構造で，かつ，図6.1のように，オイル（油）受け及び油脂の通過を防止するためのフィルターが設けられていることが望ましい。

② 換気装置は，汚染作業区域の空気が非汚染作業区域に流入しないよう配慮して設置されていること。

また，排気口は，突風等により外部から汚染された空気の流入を防ぐため，図6.2のような構造であることが望ましい。

③ 清潔作業区域には，清浄な空気が十分に供給されるよう，換気装置（著者注；吸気装置）には空気清浄器が設けられていること。

④ 非汚染作業区域には，必要に応じて，室内の温度及び湿度を調整するための温度及び湿度調節装置が設けられていること。

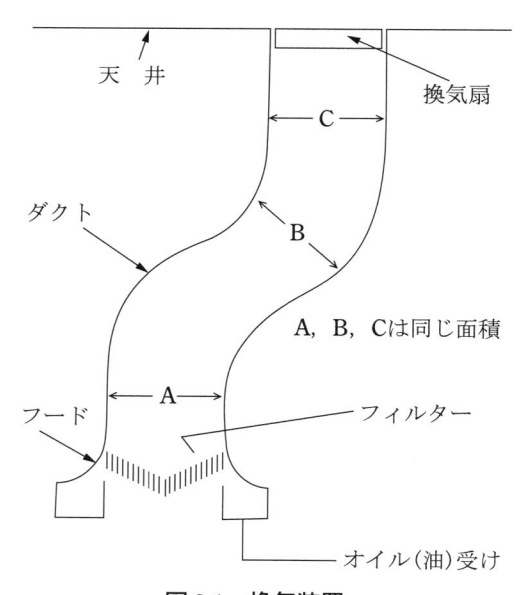

図6.1 換気装置

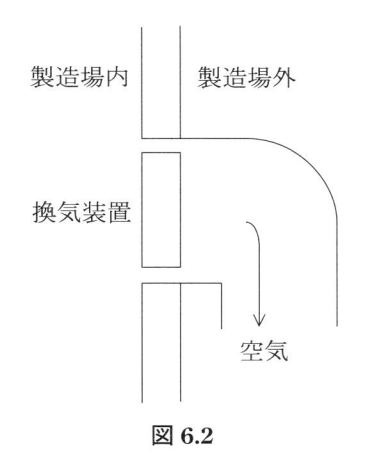

6. ユーティリティ―空気, 水, エネルギー

```
製造場内    製造場外

換気装置
              ↓
              空気
```

図 6.2

洋生菓子の衛生規範について（昭和58年3月31日）（環食第54号）より引用
（第3次改正平成23年3月28日食安発0328第1号）

本著図番号	引用文献図番号
図 6.1	図 3
図 6.2	図 4

衛生規範類㋕では，換気に関して以下の規範が規定されている。

製造場（保管場を除く。）には，製造場内の気積（空間）1 m³ 当たり，1時間に20～30 m³ の吸引能力を有する換気装置が設けられていることが望ましい。また，保管場には，保管場内の気積（空間）1 m³ 当たり，1時間に5 m³ の吸引能力を有する換気装置が設けられていることが望ましい。

＜参考情報＞

室内の空気の清浄度及び温，湿度の管理に関して一般的には下記のような事項が要求されている。

① 加工室全体の空気清浄度を管理する場合は必要に応じてフィルターを設置し，ろ過空気を取り入れ換気する。微生物の数値は塵埃量に比例するので，塵埃量を決めて，所定のフィルターを設置する。清浄度は，一般的には，一定容積あたりの塵埃量で表現する。この場合は，フィルターの損傷が考えられるので，定期的に塵埃量を測定して管理する必要がある。

② 加工室全体の温度，湿度調節をする場合は空調機を導入すればよい。その場合注意する必要のあることは，空調機器のフィルターの清掃である。空気が循環している間に，空気中の微生物に汚染され，室内の落下細菌の増加につながったり，空気によって製品が汚染される場合があり，フィルターの清掃頻度を規定して管理する必要がある。

<参考情報>
　空気清浄度の判定方法に落下菌の測定がある。落下菌の基準は，衛生規範類で下記のように規範が示されている。

作業区域（菌数単位：個以下/ペトリ皿1枚）	弁	菓	セ	生
汚染作業区域落下細菌	100	100	100	100
準清浄作業区域落下細菌	50	50	50	50
清浄作業区域落下細菌	30	30	30	30
清浄作業区域落下真菌	10	10	10	10

　測定方法；落下細菌：ペトリ皿2～3枚，床より80cm，5分間静置。1枚当たりの平均値算出。
　　　　　　落下真菌：ペトリ皿2～3枚，床より80cm，20分間静置。1枚当たりの平均値算出。

<参考情報>
　空気清浄度を"クラス"と表現する。日本では，2001年11月に廃止された米国の数値が今でも使われており，クラス10,000といえば1 fu^{3}に0.5 μmの粒径の粒子が10,000個以下であることを表している。しかしながら，正規のものはメートル法による国際規格（ISO）である。上記の空気清浄度は，ISOのクラス7に相当する。晴天の屋外での空気清浄度は，米国での呼称ではクラス1,000,000程度であり，ISOのクラス9に相当する。NASAでは落下菌，浮遊菌での呼称もある。

6.5　圧縮空気及び他のガス類

　この節では，食品加工及び保管区域において材料，又は製品に直接接触する圧縮空気，二酸化炭素，窒素及び他のガス（以下ガス類と呼ぶ）による製品汚染リスクを最小限にするとの観点で，下記の規定がなされている。

① 材料，製品の搬送，又は設備を含めて送風あるいは乾燥に使われるガス類の製造及びろ過のシステムは汚染を防止できるように構築され維持されなければならない。
② コンプレッサーに油が使用されており，その空気が製品に触れる可能性がある場合には油は食品グレードでなくてはならない。
③ 油混入のない圧力空気を発生できるコンプレッサーが推奨される。
④ ガス類の埃，水分及び微生物の残存要件は明確にしなければならない。
⑤ ガス類のろ過は使用の直前が望ましい。

6. ユーティリティ―空気，水，エネルギー

＜参考情報＞
　圧縮空気及び他のガス類に関して，一般的には下記のような管理あるいは状況が考えられる。
① ガス製造，搬送システムにはガス製造や搬送に伴う異物，微生物，オイル，凝縮水除去装置が市販されているので，必要なガス仕様に応じて選択するとよい。
② 日本においては，窒素ガスは既存添加物として，炭酸ガスは指定添加物とされているので食品製造での使用が許可されている。不要物が除去されていれば製品に接触してもなんら問題はない。
③ 食品グレードのコンプレッサーオイルは日本の法で許可されているわけではないが，米国において"食品との偶発的な接触が許容される潤滑剤"として扱われているものがあるので，意図的に食品に添加するものではないので，日本でも使用されている。
④ オイルフリー圧縮空気製造可能なコンプレッサーがあるので，性能的に合致すれば，オイルフリー圧縮空気が使用できる可能性がある。

6.6　照　　明

　この節では，要員が実施する作業が食品衛生上適切である（潜在的ハザードを見逃さない）との観点から，下記のように照明システムの設計及び保守がなされなければならない。
① 自然な，あるいは人工的な照明は要員の衛生的な作業に役立つ操作を可能にするものでなくてはならない。
② 照明の明るさは，作業の性質に相応しいものであることが望ましい。
③ 据えつけられた照明設備が破損した際に，材料，製品又は装置を汚染することのないことを確実にするために保護されていること。

＜参考情報＞
　衛生規範類㋣には照明に関して下記のような規範が示されている。
① 調理加工施設には，採光のために十分な広さの窓を設け，採光が十分でない場合及び夜間のための照明設備を有すること。
　なお，この場合，検収，選別，秤（ひょう）量を行う作業場では作業台面で300ルクス以上，前処理，調理，加工，包装を行う作業場では作業台面で150ルクス以上，その他の場所では作業台面で100ルクス以上の照度が得られるものであることが望ましいこと。
② 照明設備は，1週に1回以上清掃し，照度は，半年に1回以上定期的に測定し，記録すること。

7. 廃棄物処理

7.1 一般要求事項

　食品製造において，廃棄物の発生は避けられない。一方，その廃棄物は微生物に汚染されており，害虫や有害小動物の餌となる危険性がある。そのことにより，食品を汚染する原因となる。そこで，その管理は非常に重要である。一方，廃包材には登録商標が付されており，適切な管理をしないと悪用されることも懸念される。
　以下の節では廃棄物が，製品又は製造区域の汚染を防ぐために下記の対応が確実にできるようにしなければならないと規定されているのである。
　① 識別する
　② 収集する
　③ 除去する
　④ 処分する

7.2 廃棄物及び食用に適さない，又は危険な物質の容器

　この節では廃棄物，食用に適さない物質及び危険な物質を廃棄する際の，容器に関する下記の要求事項が規定されている。
　① 他の容器と明確に区別できるように容器に名称を付ける。
　② その容器を配置する場所を予め決めておき，決めごとどおりに配置する。
　③ 容器は容易にクリーニングや殺菌ができるように不浸透性の材質で作られたものを用いる。
　④ 蓋付きの容器とし，使用しないときには蓋を閉めておく。
　⑤ 廃棄物が製品に対してリスクとなる危険性がある場合は施錠をする。

7.3 廃棄物管理及び撤去

　この節では廃棄物の隔離，保管及び撤去に関して製品又は製造区域の汚染を防止するとの観点から，下記の要求事項が規定されている。
　① 廃棄物の隔離，保管及び撤去に関して規定を作らなければならない。
　② 廃棄物の集積は食品の取り扱い区域や保管区域で行ってはならない。
　③ 食品の取り扱い区域や保管区域からの廃棄物の撤去頻度は，最小限度でも毎日行わなければならない。
　④ 廃棄する指定された表示のある原材料，製品あるいは印刷包材は商標が再利用されないようにして廃棄しなければならない。その処分は契約された業者に行わせて，

廃棄の記録を維持しなければならない。

＜参考情報＞
　衛生規範類㊅によれば，廃棄物及び排水の取り扱いに関しては以下の規範が規定されている。
① 廃棄物の保管及びその廃棄の方法について，手順書を作成すること。
② 廃棄物の容器は，他の容器と明確に区別できるようにし，汚液又は汚臭がもれないように常に清潔にしておくこと。
③ 廃棄物は，作業に支障のない限り，食品の取扱い又は保管の区域（隣接する区域を含む。）に保管しないこと。
④ 廃棄物の保管場所は，周囲の環境に悪影響を及ぼさないよう適切に管理すること。
⑤ 廃棄物及び排水の処理は適切に行うこと。

＜参考情報＞
　衛生規範類㊁には，廃棄物の管理に関して以下の規範が規定されている。
① 廃棄物容器は，汚臭，汚液がもれないよう管理するとともに1日1回以上清掃し，衛生上支障のないよう保持すること。
② 廃棄物は，少なくとも午前1回，午後1回以上集積場に搬出し，製造場に放置しないこと。

＜参考情報＞
　衛生規範類㊁では，廃棄物の管理は以下の規範が規定されている。
① 廃棄物容器は，汚液，汚臭がもれないように管理するとともに，作業終了後は速やかに清掃し，衛生上支障のないよう保持すること。
② 廃棄物は，適宜集積場に搬出し，製造場に放置しないこと。
③ 廃棄物集積設備は，廃棄物の搬出後清掃するなど，周囲の環境に悪影響を及ぼさないように管理すること。

＜参考情報＞
　日本では，産業廃棄物の処理を委託する際には，マニフェスト制度があり，この制度に従って廃棄すれば④の要求事項を達成できる。

7.4　排水管及び排水

　ここでは，排水は材料，又は製品を汚染するリスクを避けるようにするとの観点から，

現場視点で読み解く ISO/TS22002-1：2009 の実践的解釈

下記の要求事項が規定されている。
　① 排水管は予測される流量が処理できるような十分な能力を持つこと。
　② 排水管は加工ラインの上を通過してはならない。
　③ 排水の方向は汚染区域から清浄区域に向かって流れてはならない。

> ＜参考情報＞
> 　衛生規範類㋣及び㋖によれば，排水に関する規範が下記のように規定されている。
> 　器具類に付帯する排水管は，不錆材質のものを使用し，接続部からの漏水がなく，清掃が容易な構造であること。
> 　また，排水管の放水口は，床面への撥水，流水を防ぐため，図7.1のように排水溝切り込み線内に位置するよう施工すること。

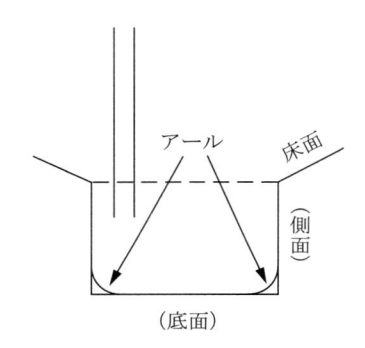

図7.1

セントラルキッチン／カミサリー・システムの衛生規範について
（昭和62年1月20日）（衛食第6号）より引用（第1次改正平成5年11月29日衛食第156号）

本著図番号	引用文献図番号
図7.1	図5

8. 装置の適切性，清掃・洗浄及び保守

8.1 一般要求事項

　製品の製造では，装置を使って達成していくことになる。したがって，安全な製品を作るためには設備は大変大切な役割を担っている。まず，設備が材質面で適切であることは重要なことであり，耐久性があることも肝要である。一方，構造面ではクリーニングがしやすいことは衛生面で非常に大切なことである。また，食品製造工程では加熱冷却処理は大変大切な役割なので，その管理のためのモニタリング装置の扱い，及びその管理は確実に実施されねばならない。さらに，装置は適切に維持していくことが重要である。

　以下の節では食品に接触する装置に関して，下記の観点から設計されることが求められている。
① 清掃が容易にできる。
② 消毒が容易にできる。
③ 保守が容易にできる。
④ 接触面が製造・加工を意図する製品に影響を及ぼさない。
⑤ 接触面が意図する清掃の手順に影響を及ぼさない。
⑥ 接触面が繰り返して行われる清掃に対して耐久性がある。

8.2 衛生的な設計

この節では衛生的な装置設計の原則が規定されている。
① 装置の表面は滑らかで，使いやすく，清掃が容易で，液体は自然に流れるようなものでなければならない。食品の接触面が平坦な仕上げになっていなければならない。そうでなければ，クリーニングが容易に行うことができず，平坦な仕上げになっていない箇所に食品残渣を含んだ液が残留して菌が増殖し，製品を汚染する。底面と側面の境界には，アールがつけられ，洗浄に適した構造であることが望ましい。
② 装置の食品との接触面は穴，ナット及びボルトが貫通している構成になっているとデッドスペース（工程の液や洗浄液が滞留するような箇所）となるので清掃が容易に行われず，その箇所に菌が蓄積して，製品を汚染するので配慮が求められる。
③ 配管は清掃が可能で排水でき，デッドスペースとなる箇所や配管が付着されていてはならない。
④ 意図する製品や洗浄剤への耐性が必要である。意図する製品，洗浄剤及び殺菌剤から影響を受けてはいけない。装置のもっとも大切な考慮点はこのところであり，材質が製品，洗浄剤及び殺菌剤に適合していなければいけない。食品は，食塩が使用されることが多いので材料によっては劣化が発生する。適切な材質を選択しなけれ

ばならない。
⑤ 操作者の手と製品との接触は最小限になるように設計されていなければならない。

＜参考情報＞
　8章には"装置の食品との接触面は穴，ナット及びボルトが貫通している構成になっていてはいけない"という要求事項がある。この要求事項に対して，技術的に可能な場合と不可能な場合とがあると考えられる。その際の対応としては，「ISO 14159　機械の安全性－機械設計に対する衛生要求事項」が参考になると考えられる。
　「ISO 14159　機械の安全性－機械設計に対する衛生要求事項」は，機械安全性シリーズ（ISO 12100シリーズ）の1つであるとされているが，他のISOが操作員の安全性に関連するものであるのに対して，この「ISO 14159」は該当する機械で処理される製品の，消費者に対する衛生上の安全性，あるいはその製品製造の有効性に対応するための要求事項を規定している。すなわち食品，薬品，発酵製品，化粧品などを取り扱う設備に，洗浄時の製品の残渣や望ましくない微生物の残留を防止して，衛生性確保や機能の有効性を確保するための，設計時における機器構造の衛生上のリスクと，その許容できる事例を示したものとなっている。

＜参考情報＞
　衛生規範類㊳によれば，装置の衛生管理に関する規範が下記のように規定されている。
　① 衛生保持のため，機械器具（清掃用の機械器具を含む。）は，その目的に応じて使用すること。
　② 機械器具及び分解した機械器具の部品は，金属片，不潔異物，化学物質等の食品へ混入を防止するため，洗浄及び消毒を行い，所定の場所に衛生的に保管すること。
　　また，故障又は破損があるときは，速やかに補修し，常に適正に使用できるよう整備しておくこと。
　③ 機械器具及び機械器具の部品の洗浄に洗剤を使用する場合は，適正な洗剤を適正な濃度で使用すること。

8. 装置の適切性，清掃・洗浄及び保守

<参考情報>
衛生規範類㊥によれば，装置の衛生管理に関する規範が下記のように規定されている。
① 計画製造量に応じた十分な数及び大きさの器具類並びに正確に計測できる計量器が設けられていること。
② 移動性の器具類，食品添加物等を衛生的に保管するために，外部から汚染されない構造の専用保管設備が設けられていること。
③ 原材料及び器具類の洗浄設備は，ステンレス等の耐酸性，耐熱性及び耐久性の材質のものであり，かつ，十分な容積を有するものが設けられていること。
④ 器具を熱湯，蒸気，殺菌剤又はこれらと同等の効力のあるもので消毒することのできる設備が設けられていること。
⑤ 器具は，衛生的な材質のもので，容易に分解され，容易に洗浄及び消毒が行える構造であること。
なお，漬込タンクの底面と側面の境界には，アールがつけられ，洗浄に適した構造であること。
⑥ 加工台（作業台）は，耐水性材料で作られ，その台面をステンレス等の耐酸性，耐水性及び耐久性の材質のもので張ること。
⑦ 加工台（作業台）は，計画製造量に応じた十分な広さを有し，清掃及び洗浄が容易に行える構造であること。
⑧ 床面に設けられたタンクの上縁は床面より 30cm 以上高く，かつ，覆いのできる構造であること。

8.3 製品接触面

この節では，製品と接触する設備表面の材質に関しては食品製造に認められたものであることが要求されている。それは，不浸透性で，腐食に対して耐性があるものであることが求められている。

<参考情報>
日本では，食品衛生法の中で食品製造装置に使用できる材質に制限があり，事前に調査する必要がある。

8.4 温度管理及びモニタリング装置

この節では食品の熱処理に関して述べているが，その速度勾配が重要になるので，目的

温度へ短時間に到達することが求められるのである。したがって，熱処理をする際には温度管理が重要であり，その状態をモニタリングする装置設置が必要となる。

> ＜参考情報＞
> 　食品の場合は，加熱，冷却ともに生物学的ハザード削減／低減に関しては有利に作用するが，味覚には不利に影響することがあり，注意する必要がある。

> ＜参考情報＞
> 　衛生規範類㉯によれば，食品の温度管理のモニタリング装置に関して下記のような規範が規定されている。
> ① 製造場内（原材料及び製品の保管場を除く。）の冷凍庫又は冷蔵庫には，冷凍又は冷蔵の温度を正確に計ることができる温度計が外部の見やすい位置に設置されていること。
> ② 食品の加熱処理設備には，正確な温度計，圧力計等が備えてあること。

8.5 清掃・洗浄プラント，器具及び装置のクリーニング

　この節では，すべての機械装置，器具及び装置のクリーニングに関して，下記の観点での文書化の要求事項が規定されている。
① 清掃の目的（配管を含む）
② 清掃頻度
③ 責任者
④ 清掃の方法（例えば CIP，COP）
⑤ 指定された清掃用具
⑥ 装置の取り外しや分解の要求
⑦ 清掃の有効性の検証方法

> ＜参考情報＞
> 　衛生規範類㉯によれば，機械装置，器具及び装置のクリーニングに関して下記のような規範が規定されている。
> ① 原料及び移動性の器具類のための洗浄設備は，ステンレス等の耐酸性，耐熱性及び耐久性を有する材料のものであり，かつ，計画製造量に応じた十分な容積を有する三槽式で，水切り台を設けたものであることが望ましい。
> ② 器具を熱湯，蒸気，殺菌剤又はこれらと同等の効力のあるもので消毒することのできる設備が設けられていること。
> ③ 器具は，容易に分解され，容易に洗浄及び消毒が行える構造であること。

8. 装置の適切性，清掃・洗浄及び保守

> <参考情報>
> 　三槽式シンクを使用する目的はいろいろあるが，器具などの水洗い，洗剤による洗浄，仕上洗浄を効率的に行える利点がある。また，器具の洗浄ではないが，例えば，野菜の洗浄は，野菜表面に付着している汚れ，異物や微生物を洗い落とすために効果的な洗浄方法であることがわかっている。
> 　三槽式シンクを使用して，野菜等の食品を十分な流水で3回洗浄することにより，野菜表面に付着している一般生菌数や大腸菌群が減少することが判明している。

8.6　予防及び是正保守

この節では，予防保全と事後保全に関する下記の要求事項が規定されている。
① 事後保全よりも予防保全を計画的に実施するようにしなければならない。
② 予防保全の計画には食品安全を監視し，管理する装置を含むようにしなければならない。その予防保全対象装置の中には，篩網，空調フィルター，マグネット，金属探知機，X線検知機なども含まなければならない。
③ 故障した機器を修理する際には，隣接する生産ラインや装置を汚染させないようにして行わなければいけない。
④ 機器の修理を行う場合は，製品安全に影響するものを優先的に実施しなければならない。
⑤ 一時的に設置した機器は食品安全に特に配慮しなければならない。なお，恒久的な修理は保全計画を決めて実施しなければならない。
⑥ 製品に直接的に，あるいは間接的に接触する危険性のある潤滑油及び熱媒体は，万一触れても食品の安全性を阻害することのないようなものを選ぶようにしなければならない。
⑦ 修理した機械を生産に復帰させる際の手順を明確にする必要がある。その手順には，クリーニング及び消毒実施が含まれていなければならない。また，工程の中で，特に必要とされている場合は，殺菌や使用前点検の手順も含まれていなければならない。
⑧ 特定の領域における「前提条件プログラム」の要求事項は，その領域の中で行われる保全活動に適用しなければならない。
⑨ 保全要員には彼らの活動に関連する製品ハザードに関して教育・訓練しなければならない。

> ＜参考情報＞
> 　設備保全に関しては，一般的には下記のように行われる。
> ① 現場の施設や設備を修理した時には，その施設や設備はその破片や削り片などが付着している危険性があり，機械油で汚染されていることもあり，保全要員に由来する細菌汚染の危険性もあり，修理した機械を生産に復帰させる前の，消毒の手順にはクリーニング，消毒及び使用前点検を含む復帰手順を明確にして，その手順を確実に実施しなければならない。
> ② 応急的な修理を実施する場合は，トラブル発生が懸念されるので，注意深く監視しながら運転を行わなければならない。また，早い時期に恒久的な修理を実施するための計画を立案し，対応しなければならない。

9. 購入材料の管理（マネジメント）

9.1 一般要求事項

　HACCPとは，材料に含まれる恐れのあるハザードを製造工程で低減して安全な最終製品を作り上げていく仕組みであり，供給者が保証した材料が予定どおりに安定して入手できることが重要である。ここに購入材料管理の重要性がある。
　以下の節では，安全に影響を与える材料の購入に関して必要とされる要求事項を，下記のように規定している。
① 購入材料の供給者は，必要な食品安全を満たせる能力を持つものであること。
② 入荷原料は要求事項に適合することを検証すること。

9.2 供給者の選定及び管理

　この節では，必要な能力を持つ供給者の選定，評価及び監視の仕組みに関する要求事項を，下記のように規定している。
① 使用するその仕組みは最終製品における潜在的な危害を含めて購入材料のハザードを評価し，そのハザードに相応しいものであること。
② 供給者の品質や食品安全への期待，要求事項や仕様書への適合能力の評価を実施できること。
③ 供給者をどのように評価するかの下記の例を含めた説明書を用意すること。
　ⓐ 生産に使用する原料受け入れの前の供給場所の監査をして評価する。
　ⓑ 適切な第三者機関の保証書があれば評価する。
　ⓒ 供給者が継続して承認できる状態にあることの納入実績の監視をする。監視には

9. 購入材料の管理（マネジメント）

原料あるいは製品仕様書，COA の要求事項への適合性，監査結果の満足度合いが含まれる。

> ＜参考情報＞
> 　材料の供給者の継続評価は，下記のような手法をとると実質的で効果的であるといえる。
> ① 供給者の継続評価は，継続評価のプログラムを別様式で決めてもよいが，その供給者の納入実績を，納入品不適合，納期遅れ，苦情対応の不十分さなど，不都合なことがあったときにその実態を"ノートに記録しておき，1年経過して，ノートに登場しない供給者は問題を起こしてない供給者であり，継続して取引できる"との規定を作成して，継続して取引を続ければよい。ノートに何らかの記述がある供給者は，別途，継続できるかどうかを評価するための，例えば監査などを行うことにすれば効率的で実質的な評価ができる。
> ② 本節での要求事項では，供給者の評価に品質も対象にしているが大変良いことで，総合的に評価していると考えられるものである。

9.3　受入れ材料の要求事項（原料/材料/包装資材）

この節では，購入材料の受け入れに関する要求事項を下記のように規定している。
① 配送車両から荷降ろしに先立って，あるいは荷降ろしの間に，輸送の間の，該当する購入材料の品質及び安全性の維持状況を検証するために，例えば，外装の破れ，虫の付着状況，温度異常がないなどを確認しなければならない。
② 購入材料の受理あるいは使用の前に，要求事項への適合性を検証しなければならない。検証方法の例としては検査，試験（分析，外観判定，表示確認，表面温度計測など）又は供給者が発行する分析証明書（COA）確認による。検証の方法は文書化しなければならない。文書化内容は，誰が，何時，何を，どのような頻度で，どのような方法で，何を基準にして判定するかを記述する必要がある。
③ この検証の頻度とその範囲は，材料に存在するハザードと該当する供給者のリスクに基づいて決められる。
④ 仕様書に適合しない材料は意図する用途以外に使われないように，その取り扱いは文書化した手順に従って実施されねばならない。
⑤ ばら荷（バルク材料）の誤入荷を防ぐために，搬入ラインは識別され，蓋がなされ，施錠がなされなければならない。そのために，入荷は，事前の材料の承認，検証が行われた後でなければ実施できない。

＜参考情報＞
　衛生規範類㊟によれば，受け入れ材料の管理に関して下記のような規範が規定されている。
① 原材料について納入業者が定期的に実施する微生物及び理化学検査の結果を提出させること。その結果については，保健所に相談するなどして，原材料として不適と判断した場合には，納入業者の変更等適切な措置を講じること。検査結果については，1年間保管すること。
② 原材料の納入に際しては調理従事者等が必ず立合い，検収場で品質，鮮度，品温（納入業者が運搬の際，適切な温度管理を行っていたかどうかの確認を含む。），異物の混入等につき，点検を行い，その結果を記録すること。
③ 原材料の納入に際しては，缶詰，乾物，調味料等常温保存可能なものを除き，食肉類，魚介類，野菜類等の生鮮食品については1回で使い切る量を調理当日に仕入れるようにすること。

10. 交差汚染の予防手段

10.1 一般要求事項

　汚染度の高いものと汚染度の低いものとが接触することによって，汚染度の低いものの汚染度が高くなることを交差汚染という。したがって，交差汚染を防ぐには汚染度が低いものと，汚染度の高いものとが互いに触れないようにすればよいのである。
　以下の節では，特に交差汚染の危険が高いと考えられる"微生物"，"アレルゲン（以下アレルギー物質と記述する）"及び"物理的物質"汚染に関して，その交差汚染の防止及びその検知からなる管理手順を明確にすることを要求している。
　交差汚染の媒介となるものには従業員，食品及び原材料，水や冷却水，機械，器具，施設などが考えられる。

10.2 微生物学的交差汚染

　この節では，空気の流れ，あるいは人や原材料の移動の動線に伴う微生物による交差汚染の危険性が考えられる領域に対するその管理手段の導入の考え方を，以下のように規定しているのである。
　そのような危険性の高い領域は識別され，隔離（ゾーニング）を実行しなければならない。そのような領域に対しては次のような管理手段が考えられるが，そのためにはハザード評価を実施して決定しなければなければならないと要求されているのである。

① 最終製品や，そのまま食べる製品と未加工品との分離
② 構造的な隔離，すなわち物理的な防壁，壁あるいは分離された建屋の構築
③ 指定された作業着の着用が義務づけられる入場管理
④ 人，あるいは原材料の動線管理，設備の隔離，あるいは専用器具の使用
⑤ 部屋間の空気圧差の導入

ハザード分析の例を表 10.1 に示した。

＜参考情報＞

衛生規範類⑲には，領域の分離による微生物学的交差汚染の防止のための以下のような規範が規定されている。

① 食品の各調理過程ごとに，汚染作業区域（検収場，原材料の保管場，下処理場），非汚染作業区域（さらに準清潔作業区域（調理場）と清潔作業区域（放冷・調製場，製品の保管場）に区分される。）を明確に区別すること。なお，各区域を固定し，それぞれを壁で区画する，床面を色別する，境界にテープを貼る等により明確に区画することが望ましい。（5 章 2 節にも記述）

② 原材料は，隔壁等で他の場所から区分された専用の保管場に保管設備を設け，食肉類，魚介類，野菜類等，食材の分類ごとに区分して保管すること。
　この場合，専用の衛生的なふた付き容器に入れ替えるなどにより，原材料の包装の汚染を保管設備に持ち込まないようにするとともに，原材料の相互汚染を防ぐこと。

③ 下処理は汚染作業区域で確実に行い，非汚染作業区域を汚染しないようにすること。

④ 加熱調理後の食品の冷却，非加熱調理食品の下処理後における調理場等での一時保管等は，他からの二次汚染を防止するため，清潔な場所で行うこと。

⑤ 調理終了後の食品は衛生的な容器にふたをして保存し，他からの二次汚染を防止すること。

表10.1 ハザード分析ワークシート例

様式番号	様式名						様式作成日	様式最新改定日	承認
様式742-001-00	ハザード分析ワークシート						2005-06-21		山田

ハザードの分類：B；生物学的，C；化学的，P；物理的　　危害の厳しさ：3；重度，2；中度，1；軽度　　発生頻度：3；発生頻度が高い，2；発生頻度は中程度，1；発生頻度は低い，0；無視できる

製品又は製品群名	製造部署・ライン	作成日	最新改定日	承認
牛肉	第一製造ライン	2005-09-05		山田

(1) 製品/段階	(2) 当該製品に含まれる/当該段階で侵入、増大する或は管理される潜在的ハザードの特定	(3) 第2欄決定の根拠	(4) 危害評価 厳しさ	(4) 頻度	(4) 危険度	(5) 特定されたハザードは衛生管理方法で管理可能か イエス/ノー	(5) 管理手段	(6) 衛生管理方法で管理不可の場合、管理手段 イエス/ノー	(6) 管理手段	(7) 管理手段の妥当性は可か	(8) 許容限界の要否	(9) 管理箇所 CCP, OPRP（）内は管理点の段階番号
1. 生牛肉保管	B：病原微生物（芽胞非形成）による汚染 サルモネラ属菌 病原大腸菌 黄色ブドウ球菌	・と畜場での処理中に表皮から或いは内臓切損による汚染は避けられない。	3	2	6	ノー		イエス	加熱殺菌	可	要	CCP3B (30)
	B：肉表面付着の病原微生物（芽胞非形成）による肉殺菌後の要肉殺菌機器との交差汚染 サルモネラ属菌 病原大腸菌 黄色ブドウ球菌	・万一、生の状態での肉殺菌当該機器や肉には肉表面の病原微生物が被接触物を汚染させる。	3	2	6	イエス	・保管場所は肉殺菌後の製品や当該機器と接触すること がないよう物理的に隔離された部屋に保管する。 ・生肉の移動動線を決める。 ・保管庫と肉殺菌後の製品や当該機器の該当箇所と保管庫との間に空気圧差をつける。	イエス	冷蔵保管で増殖予防	可	不要	OPRP6B (36)
	B：病原微生物（芽胞形成）による汚染 クロストリジウム属菌、セレウス属菌	・と畜場での処理中に表皮から汚染が考えられる。	2	2	4	ノー		イエス				
	C：抗生物質含有	・と畜場への出荷前の抗生物質投与基準判定ミス	2	2	4	イエス	・と畜場での法令による管理がある。正規に処理したものであることの確認	ノー		可	要	CCP2P (22)
	P：硬質異物含有 金属片 プラスティック、木片、ガラス、小石等 軟質異物 昆虫、そ族由来物、ビニール片、紐等 人毛、獣毛	・薬剤投与時の注射針の回収忘れ。 ・と畜場での処理中の表皮からの汚染。	2	2	4	イエス	・肉の中に埋没したもの以外は正規と畜処理したものであることの確認	イエス	金属探知機による分別	可	要	CCP2P (22)

10. 交差汚染の予防手段

＜参考情報＞
衛生規範類⑲には器具，容器等による微生物学的交差汚染の防止のため，以下のような規範が規定されている。

① 包丁，まな板などの器具，容器等は用途別及び食品別（下処理用にあっては，魚介類用，食肉類用，野菜類用の別，調理用にあっては，加熱調理済み食品用，生食野菜用，生食魚介類用の別）にそれぞれ専用のものを用意し，混同しないようにして使用すること。

② 器具，容器等の使用後は，全面を流水（飲用適のもの。以下同じ。）で洗浄し，さらに80℃，5分間以上又はこれと同等の効果を有する方法で十分殺菌した後，乾燥させ，清潔な保管庫を用いるなどして衛生的に保管すること。
なお，調理場内における器具，容器等の使用後の洗浄・殺菌は，原則として全ての食品が調理場から搬出された後に行うこと。
また，器具，容器等の使用中も必要に応じ，同様の方法で熱湯殺菌を行うなど，衛生的に使用すること。この場合，洗浄水等が飛散しないように行うこと。なお，原材料用に使用した器具，容器等をそのまま調理後の食品用に使用するようなことは，けっして行わないこと。

③ まな板，ざる，木製の器具は汚染が残存する可能性が高いので，特に十分な殺菌に留意すること。なお，木製の器具は極力使用を控えることが望ましい。

④ フードカッター，野菜切り機等の調理機械は，最低1日1回以上，分解して洗浄・殺菌した後，乾燥させること。

⑤ シンクは原則として用途別に相互汚染しないように設置すること。特に，加熱調理用食材，非加熱調理用食材，器具の洗浄等に用いるシンクを必ず別に設置すること。また，二次汚染を防止するため，洗浄・殺菌し，清潔に保つこと。

⑥ 器具，容器等は，作業動線を考慮し，予め適切な場所に適切な数を配置しておくこと。

⑦ 全ての移動性の器具，容器等を衛生的に保管するため，外部から汚染されない構造の保管設備を設けること。

⑧ 食品並びに移動性の器具及び容器の取り扱いは，床面からの跳ね水等による汚染を防止するため，床面から60cm以上の場所で行うこと。ただし，跳ね水等からの直接汚染が防止できる食缶等で食品を取り扱う場合には，30cm以上の台にのせて行うこと。

<参考情報>
衛生規範類㊟には微生物学的交差汚染の防止のため，以下のような規範が規定されている。
① 食品間の相互汚染を防止するため，次の点に配慮すること。
　(a) 未加熱又は未加工の原材料は，そのまま摂取される食品と区分して取り扱うこと。
　(b) 製造，加工又は調理を行う区画へは当該区画で作業を行う食品取扱者以外の者が立ち入ることのないようにすること（ただし，当該食品取扱者以外の者の立入りによる食品等の汚染のおそれがない場合はこの限りでない。）。また，これらの区域へ入る際には，必要に応じて，更衣室等を経由し，衛生的な作業着，履物への交換，手洗い等を行うこと。
　(c) 食肉等の未加熱食品を取り扱った設備，機械器具等は，別の食品を取り扱う前に，必要な洗浄及び消毒を行うこと。
② 器具及び容器包装は，製品を汚染や損傷から保護し，適切な表示が行えるものを使用すること。また，再使用が可能な器具又は容器包装は，洗浄，消毒が容易なものを用いること。

10.3　アレルゲンの管理

この節では，食品中にアレルギー物質の存在を明示する必要がある場合に関して，下記のように規定されている。
① 食品中へのアレルギー物質の混入は，以下の2つのケースが考えられ，消費者向け製品は表示で，業務用の商品は表示か添付文書で明示しなければならない。
　(a) 製品設計（レシピー）に由来して製品にアレルギー物質が組み込まれている場合。
　(b) 製造時の交差汚染によってアレルギー物質が製品中に混入する場合。
② 製造での予期せぬアレルギー物質の交差汚染は下記のような場合に起きるので，予防方法を十分に検討する必要がある。
　(a) 以前に実施された製品の生産に由来する微量のアレルギー物質が，技術的な制約から，製造ラインから十分に除去できない場合。
　(b) 正常な工程での作業であるが，分離されたラインで，あるいは同じ加工場所で，又は隣接した加工場所で製造された製品，あるいは成分が接触しやすい状況にある場合
③ 製造での予期せぬアレルギー物質の交差汚染は，下記のような手順を用いて防止しなければならない。

10. 交差汚染の予防手段

　(a) クリーニング実施
　(b) 製造ラインの切り替え
　(c) 製造順序の設定
④ アレルギー物質を含む製品の手直しは，下記の場合にのみ実施できる。なお，一般的な手直しは 14 章に示されている。
　(a) 設計レシピから製品中に同じアレルギー物質を含む製品への手直し。
　(b) アレルギー物質を除去するか，破壊することが証明されたプロセスを通しての手直し。
⑤ 食品を扱う従業員は，アレルギー物質に対する認識及びアレルギー物質に関連する製造規範の固有の訓練を受けることが望ましい。

―――――――――――――――――――――――――――――――――――――
＜参考情報＞
　衛生規範類(運)には，アレルギー物質の交差汚染防止のための以下のような規範が規定されている。
　原材料として使用していないアレルギー物質が製造工程において混入しないよう措置を講ずること。
―――――――――――――――――――――――――――――――――――――

―――――――――――――――――――――――――――――――――――――
＜参考情報＞
　日本における食品中のアレルギー物質の法令規制要求事項は，下記のようになっている。
① 食品衛生法に表示が義務づけられたアレルギー物質及び表示が推奨されたアレルギー物質が指定されている。そのため，表示が義務づけられている物質を含む場合は，表示は必須である。また，表示の推奨は通達でなされているので，表示義務があるわけではないが，表示することが望ましい。なお，JAS 法上は原料表示が義務づけられているので，表示を推奨されている物質を原材料として含む場合は，JAS 法の規定により，結果としてその物質が表示されることになる。
② 製造工程中でアレルギー物質を含む製品を製造した後で，製品への表示アレルギー物質を含まない製品を製造しても，その製品に 1 ppm 以上のアレルギー物質が常時含まれるようであれば，表示義務が生じる。一方，常にアレルギー物質が 1 ppm 以上含まれるということは明確ではないが，そのコンタミネーションが確実に排除できると判断できない場合は注意喚起表示が求められる。
③ アレルギー物質表示は容器包装に充填されたものが対象なので，運搬容器に入れられたものは対象外である。しかしながら，アレルギー物質は"健康への悪影響の重大さ及びその起こりやすさ"からみて，HACCP プランの手順を活用して管理するハザードと判定されるので，顧客に提供する製品はすべて管理の対象となり，管理手段を明確にして対応しなければならない。
―――――――――――――――――――――――――――――――――――――

> <参考情報>
> 　ISO 22000におけるアレルギー物質の扱いについて述べる。
> 　アレルギー物質は，その抵抗力のない人にとっては生命に影響を与えるほどのハザードである。「**7.4.3**　ハザード評価」においては，その"健康への悪影響の重大さ及びその起こりやすさ"からみて，HACCPプランの手順を活用して管理するハザードと判定されるので，表示はその管理手段であると考えられる。したがって，ISO 22000におけるアレルギー物質の管理は，「前提条件プログラム」の範疇ではなく，HACCPプランで管理すべきハザードであると考えられる。

10.4　物理的汚染

　この節では，壊れやすい材料に由来する物理的物質の，製品への汚染予防手段に関して，下記のような要求事項が規定されている。

① 壊れやすい材料としては，下記のようなものが例示されている。
　(a) ガラス部品
　(b) 硬質プラスチック部品
　(c) 木製パレット
　(d) 木製器具
　(e) ゴム製シール部品
　(f) 要員の防護服や防具

② 設備中のガラスや硬質プラスチック部品のような壊れやすい材料は，可能であれば，避けることが望ましい。

③ 製造工程で壊れやすい材料が使われている場合は，破片が製品中に混入することを防止する対策として，以下の手順を定めなければならない。
　(a) 定期的な点検の手順
　(b) 破損が発生したときの対応手順

④ ガラスが破損した場合は，その記録を維持しなければならない。

⑤ 物理的異物に関するハザード評価を実施し，その管理手段を明確にしなければならない。その管理手段は，下記を目的としたものである。なお，ISO 22000においては，下記(b)及び(c)はHACCPプランの手順を活用する管理手段となることが多い。
　(a) 潜在的な汚染を防止する
　　ハザードに曝されている材料や製品製造装置や製品容器をカバーで覆う。
　(b) 潜在的な汚染を管理する
　　スクリーン，マグネット，篩あるいはろ材を使ってハザードを除去する。
　(c) 潜在的な汚染を検知する

金属検知機や X 線検知機のような，検知あるいは排除装置を使用する。

> ＜参考情報＞
> 　衛生規範類㊸には物理的異物混入防止に関して，以下のような規範が規定されている。
> 　原材料及び製品への金属，ガラス，じん埃，洗浄剤，機械油等の化学物質等の異物の混入防止のための措置を講じ，必要に応じ検査すること。

11. 清掃・洗浄及び殺菌・消毒

11.1 一般要求事項

前章で述べられている交差汚染を防ぐためには適切なクリーニング及び消毒は不可欠である。

以下の節では，このクリーニング及び消毒の仕組みを制定し，クリーニング及び消毒実施に関して，その薬剤及び道具を含めた管理が求められている。

クリーニング及び消毒の仕組みの要求事項に関して，下記のような規定をしている。
① 食品加工装置及び環境が，衛生的な状態で維持されること。
② その継続した適合性と有効性を監視すること。

11.2 清掃・洗浄及び殺菌・消毒用のための薬剤及び道具

この節では，クリーニング並びに消毒の薬剤及び道具の管理に関して，下記のように規定している。
① 施設及び装置は湿式あるいは乾式のクリーニング及び消毒が容易にできる状態で維持されていなければならない。
② クリーニング及び消毒用の洗浄及び殺菌薬剤並びに化学物質は以下のように管理すること。
  (a) 明確に識別すること。
  (b) 食品グレードであること。
  (c) 隔離されて保管されること。
  (d) メーカーの指示通りに使用すること。
③ 道具や設備は衛生管理が容易に行えるように設計され，潜在的異物発生源とならないように維持されなければならない。

<参考情報>
衛生規範類㊨にはクリーニング及び消毒に関して以下のような規範が規定されている。
① 洗浄剤，消毒剤その他化学物質については，使用，保管等の取扱いに十分注意するとともに，必要に応じ容器に内容物の名称を表示する等食品への混入を防止すること。
② 施設，設備等の清掃用器材は，使用の都度洗浄し，乾燥させ，専用の場所に保管すること。

11.3　清掃・洗浄及び殺菌・消毒プログラム

　この節では，クリーニング及び消毒の手順を下記の観点から確立し，妥当性を確認するように要求されている。
① 施設及び装置のすべての部分に対する手順であること。
② クリーニング及び消毒のための器具や装置のクリーニング及び消毒も含まれた手順であること。
③ 決められたスケジュールでクリーニング及び清掃ができること。
④ 以下の内容が含まれる手順であること。
　(a) 区域，装置及び用具名
　(b) 責任者
　(c) 方法及び頻度
　(d) モニタリング及び検証手順
　(e) 終了後の状態点検
　(f) 使用開始前の状態点検

<参考情報>
衛生規範類㊪によれば，クリーニング及び消毒に関して下記のような規定がある。
① 施設設備及び機械器具の構造及び材質並びに取り扱う食品の特性を考慮し，これらの適切な清掃，洗浄及び消毒の方法を定め，必要に応じ手順書を作成すること。
　手順書の作成に当たっては，清掃，洗浄及び消毒の手順について，清掃又は洗浄を行う場所，機械器具，作業責任者，清掃又は洗浄の方法及び頻度，モニタリング方法等必要な事項を記載することとし，必要に応じ，専門家の意見を聴くこと。
② 上記に定める清掃，洗浄及び消毒の方法が適切かつ有効であるか必要に応じ評価すること。

11. 清掃・洗浄及び殺菌・消毒

＜参考情報＞
　衛生規範類㉞には器具等の洗浄・殺菌マニュアル例が示されている。その一部を下記に示す。
① 調理機械
　(a) 機械本体・部品を分解する。なお，分解した部品は床にじか置きしないようにする。
　(b) 飲用適の水（40℃程度の微温水が望ましい。）で3回水洗いする。
　(c) スポンジタワシに中性洗剤又は弱アルカリ性洗剤をつけてよく洗浄する。
　(d) 飲用適の水（40℃程度の微温水が望ましい。）でよく洗剤を洗い流す。
　(e) 部品は80℃で5分間以上又はこれと同等の効果を有する方法で殺菌を行う。
　(f) よく乾燥させる。
　(g) 機械本体・部品を組み立てる。
　(h) 作業開始前に70％アルコール噴霧又はこれと同等の効果を有する方法で殺菌を行う。
② 調理台
　(a) 調理台周辺の片づけを行う。
　(b) 飲用適の水（40℃程度の微温水が望ましい。）で3回水洗いする。
　(c) スポンジタワシに中性洗剤又は弱アルカリ性洗剤をつけてよく洗浄する。
　(d) 飲用適の水（40℃程度の微温水が望ましい。）でよく洗剤を洗い流す。
　(e) よく乾燥させる。
　(e) 70％アルコール噴霧又はこれと同等の効果を有する方法で殺菌を行う。
　(f) 作業開始前に70％アルコール噴霧又はこれと同等の効果を有する方法で殺菌を行う。

11.4　CIPシステム

　この節では，CIP（Cleaning in place；定置洗浄：装置を分解しないで洗浄ができる洗浄装置による洗浄）に関して，下記の要求事項がある。
① CIPの稼動中は製造ラインから分離すること。
② CIPの下記の運用条件パラメータ（識別表現や数値）の内容を確認しなければならない。
　(a) 使用薬剤
　(b) 薬剤濃度
　(c) 流速
　(d) 洗浄時間

(e) 温度

など。

11.5　サニテーションの有効性のモニタリング

　この節では衛生管理方法の有効性監視について規定している。洗浄や衛生管理方法の手順は，その適切性や有効性を保証するために，組織が決めた頻度で監視しなければならない。

　このモニタリング（監視）の手段は，基本的には微生物的な清浄度あるいはアレルゲンでよく，例えば，清浄化や消毒の後で，拭き取り検査をすることで判定できる。

> ＜参考情報＞
> 　衛生規範類㈹によれば，施設，設備等の衛生保持のために下記のような規範が規定されている。
> ① 1日1回以上清掃し，衛生上支障のないように保持すること。
> ② 排水溝は，排水がよく行われるように必要に応じ補修を行い，1日1回以上清掃を行うこと。
> ③ 施設・設備は必要に応じ補修を行い，特に定める場合を除き，1日1回以上清掃し，衛生上支障のないように保持すること。
> ④ 冷凍庫又は冷蔵庫は1週に1回以上清掃を行うこと。但し，食品からの溶出液（ドリップ）等により汚れた場合には，その都度行うこと。
> ⑤ 製造場内の天井及び内壁（床面から1mまでの部分を除く。）は，1月に1回以上清掃し，衛生上支障のないように保持すること。
> 　なお，床面及び内壁のうち床面から1mまでの部分は，少なくとも午前1回，午後1回以上清掃し，必要に応じ洗浄を行うこと。
> ⑥ 製造場内の排水溝は，少なくとも午前1回，午後1回以上洗浄及び消毒を行うこと。
> ⑦ 照明装置は1週に1回以上清掃を行うこと。
> ⑧ 換気装置は1週に1回以上清掃を行うこと。なお，換気装置のフィルターは，1月に1回以上分解して清掃を行うこと。
> ⑨ 便所は，1日1回以上清掃し，衛生上支障のないように保持すること。

11. 清掃・洗浄及び殺菌・消毒

<参考情報>

表 11.1　施設設備・機械器具の清掃等手順書（記載例）

設備の名称	清掃・洗浄・消毒 頻度	作業内容	担当者	使用する洗剤・薬剤
作業台	1回/月	洗浄剤拭き→水拭き(2回)→乾拭き→アルコール噴霧	製造係	中性洗剤 70%アルコール
床	1回/日 1回/週	ゴミ取り→デッキブラシ→消毒→乾燥 ゴミ取り→洗剤洗浄→水圧洗浄→消毒→乾燥	製造係	中性洗剤 200ppm次亜塩素酸Na
排水溝	1回/日	水流洗浄→トラップの残渣除去→ブラシ洗浄→乾燥	製造係	
内壁（1m以下）	1回/日	デッキブラシ→消毒→乾燥	製造係	200ppm次亜塩素酸Na
便所	1回/日	デッキブラシ→消毒→乾燥	製造係	200ppm次亜塩素酸Na
外周	1回/週	雑草，ゴミ除去→掃き掃除→マット洗浄	施設係	
冷蔵庫	1回/週	洗浄剤拭き→水拭き(2回)→乾拭き→アルコール噴霧	製造係	中性洗剤 70%アルコール
冷凍庫	1回/月	霜取り→温水拭き→乾拭き	入荷係	
照明器具	1回/月	蛍光灯外し→温水拭き→乾拭き	施設係	
換気扇	4回/年	換気扇分解→洗剤洗浄→温水洗浄→乾燥 フード洗剤拭き→水拭き(2回)→乾拭き	施設係	アルカリ洗剤
空調設備	4回/年	フィルター分解→洗剤洗浄→温水洗浄→乾燥	施設係	中性洗剤
天井	2回/年	ゴミ取り→モップ拭き→乾燥	施設係	
フードカッター	最低1日1回以上	スイッチを切る→コンセントを抜く→部品の分解→食材の残りかすを取り除く→40℃程度の温湯で3回水洗をする→部品洗浄→洗浄剤に浸けてタワシ又はブラシで洗浄する→部品専用の清潔なタワシ又はブラシを使い40℃程度の温湯で汚れと洗浄剤を洗い流す適切な容器に入れて煮沸洗浄を行う（沸騰してから30秒以上）→自然乾燥させる 本体洗浄→洗浄剤をフキンに含ませ拭き洗いをする→40℃程度の温湯で水拭きをして洗浄剤をとる→機械本体を殺菌する 乾燥と組立→よく乾燥させてから機械本体・部品を組み立てる→使用前に殺菌する	製造係	中性洗剤 70%のアルコール

一般衛生管理手順書等作成の手引き（滋賀県）より引用。一部追記。

<参考情報>

表 11.2　施設設備・機械器具の清掃等の結果記録（記載例）

（　　年　　月　　週）

	1 (月)	2 (火)	3 (水)	4 (木)	5 (金)	6 (土)	7 (日)	作業担当者
外周	−	−	○					
床	○	○	○					
内壁	○	×	○					
確認者								

一般衛生管理手順書等作成の手引き（滋賀県）より引用。

12. 有害生物［そ（鼠）族，昆虫等］の防除

12.1　一般要求事項

　有害生物は，特に微生物学的なハザードを媒介する危険が大きいものとして，確実な防除が必要である。
　その防除の基本は，下記の事項を実施することにある。
　① 侵入を防ぐ
　② 棲みか及び餌を与えない
　③ 殺す
　この観点で，有害生物の活動を誘引する環境をつくり出すことがないように，以下の手順の必要性が述べられている。
　① 衛生管理
　② クリーニング
　③ 入荷原料の受け入れ検査
　④ モニタリング

12.2　有害生物の防除プログラム

　この節では，有害生物防除手順の設定について下記のような内容が必要であることを規定している。
　① 下記の業務を行う責任者を指名すること。
　　(a) 有害生物管理の責任者
　　(b) 契約専門家との対応窓口を担当する責任者

12. 有害生物［そ（鼠）族，昆虫等］の防除

② 防除プログラムは，下記の内容からなる文書化した手順を作ること。
   (a) 標的とする有害生物の特定
   (b) 防除実施全体計画
   (c) 防除実施方法
   (d) 防除実施の具体的スケジュール
   (e) 管理手順
   (f) 訓練（必要な場合）
   (g) 施設内の各区域で使用が許可された薬剤リスト

12.3 アクセス（侵入）の予防

この節では，有害生物侵入を最小限にするための建屋に対する施策及び管理に関して，下記のように規定している。具体的な内容は，5章で述べられている。
   (a) 建物の手入れ
   (b) 穴，排水管，その他の侵入箇所の遮断
   (c) 扉，窓，換気装置の有害生物侵入可能性の最小化

12.4 棲みか及び出現

この節では，有害生物の棲みかや群棲の可能性を最小限にするための施策及び管理に関して，下記のように規定している。
   ① 有害生物の繁殖は食物と水の存在がある。これをできるだけ少なくするように設計しなければならない。これは，食品製造後の作業区域から食物と水をなくす清掃を実施することである。
   ② 有害生物が群がった材料や製品は，他の材料，製品及び施設に汚染が広がらないように隔離して管理すること。
   ③ 潜在的な有害生物の棲みかになるような穴，植木の下生え草や保管品などは取り除かなければならない。
   ④ 保管が外部の場合，保管品は風雨に曝されないように，あるいは有害生物から汚損（例えば鳥の糞）されないように保護しなければならない。

＜参考情報＞
製品や原料は有害生物の餌になる可能性がある。保管をする際に壁から一定の区域（18インチ，約46cm以上）をあけて保管することが望ましい。（**5.7**節参照）

12.5　モニタリング及び検知

　この節では有害生物のモニタリング（監視），及び検知をするための検知機や捕獲器の設置に関して，下記のように規定している。

① 検知機や捕獲器は有害生物の活動の重要な箇所（有害生物の侵入が疑われる場所，有害生物の繁殖が疑われる場所，有害生物の被害が発生している箇所など）に重点的に配置しなければならない。これには，モニタリング結果から決めていかねばならない。
② 検知機や捕獲器の配置図を維持しなければならない。
③ 検知機や捕獲器は材料，製品又は設備を汚染する危険性のある場所には設置しないようにしなければならない。有害生物の侵入を誘引するような場所には設置してはいけない。例えば，窓際に誘蛾灯付き検知機を設置すると，害虫を誘引するのでよくない。
④ 検知機や捕獲器はその機能から見て十分な強さがあり，目的とする有害生物に対して，誤って使われることがなく，大きさなども適切なもので，設置場所から見て材質的に適切で，捕獲有害生物がその場で確実に留まり，人目に触れないところで死骸となることがないようなものでなければならない。
⑤ 検知機や捕獲器の点検は有害生物の活動を把握する重要な手段であり，適切な頻度で点検しなければならない。昆虫などは季節の影響を受けるので，活動期は点検頻度を増やして実施する必要がある。外部専門家に対応してもらえば有用な情報が得られる。
⑥ 点検結果は分析して，有害生物の繁殖状況，侵入状況を把握しなければならない。

12.6　駆　　除

この節では有害生物の駆除に関して，下記の規定がなされている。
① 有害生物の繁殖が確認されたら直ちに駆除しなければならない。
② 殺そ・殺虫剤の使用はその性状をよく知った人が扱う必要があり，社内で取り扱う場合は任命制にする必要がある。望ましくは，外部専門家に依頼するのがよい。
③ 殺そ・殺虫剤の使用は管理された状態で取り扱い，以下の記録が求められる。
　(a) 薬剤の種類
　(b) 使用量及び濃度
　(c) 使用日
　(d) 使用者
　(e) 対象有害生物
　(f) 使用場所

(g) 使用内容

<参考情報>
　防虫・防そに関しては，衛生規範類㋳には下記の規定がある。
　施設におけるねずみ，昆虫等の発生状況を1月に1回以上巡回点検するとともに，ねずみ，昆虫の駆除を半年に1回以上（発生を確認した時にはその都度）実施し，その実施記録を1年間保管すること。また，施設及びその周囲は，維持管理を適切に行うことにより，常に良好な状態に保ち，ねずみや昆虫の繁殖場所の排除に努めること。
なお，殺そ剤又は殺虫剤を使用する場合には，食品を汚染しないようその取扱いに十分注意すること。
　防虫・防そに関しては，衛生規範類㋺には下記の規定がある。
(a) 施設及びその周囲は，維持管理を適切に行うことにより，常に良好な状態に保ち，そ族及び昆虫の繁殖場所を排除するとともに，窓，ドア，吸排気口の網戸，トラップ，排水溝のふた等の設置により，そ族，昆虫の施設内への侵入を防止すること。
(b) 年2回以上，そ族及び昆虫の駆除作業を実施し，その実施記録を1年間保管すること。また，そ族又は昆虫の発生を認めたときには，食品に影響を及ぼさないように直ちに駆除すること。
(c) 殺そ剤又は殺虫剤を使用する場合には，食品を汚染しないようその取扱いに十分注意すること。
(d) そ族又は昆虫による汚染防止のため，原材料，製品，包装資材等は容器に入れ，床又は壁から離して保管すること。一旦開封したものについてもふた付きの容器に入れる等の汚染防止対策を講じた上で，保管すること。

<参考情報>
　衛生規範類㋫によれば，有害生物管理のために下記のような規範が規定されている。
① ねずみ，昆虫等の発生源が発見された場合は，その発生源の撤去，埋却覆土，焼却，殺虫剤の散布等の必要な措置を講じること。
　なお，その場合，作業場がその殺虫剤の散布等により汚染されないよう十分留意すること。
② 施設におけるねずみ，昆虫等の発生状況を1月に1回以上巡回点検し，必要があれば半年に1回以上駆除作業を実施し，その実施記録を1年間保存すること。

13. 要員の衛生及び従業員のための施設

13.1 一般要求事項

　要員は製造にとって欠かすことができない重要な要素であるが，人は微生物と共存している存在であり，交差汚染の原因も作り出す側面を持っている。また，人は生理的欲求を達成することは不可欠であり，そのための施設を用意することも，その「前提条件プログラム」である。要員に適切な仕事をしてもらうためには，これらの側面を確実に達成していかねばならない。

　以下の節では，加工区域や製品に対して引き起こされるハザードの防止に必要な従業員の衛生や行動の要求事項を確立して，文書化することが求められている。この文書化する要求事項はすべての従業員，訪問者及び請負者に適用されねばならない。

13.2 要員の衛生の設備及び便所

　この節では，施設において，要員に要求される衛生の程度が確実に維持されるような衛生設備が利用できるようにしなければならない。施設は衛生要求事項が必要とされる場所の近くに位置し，明確に明示されねばならない。

① 洗面器を含めて，温水や冷水の供給ができ，あるいは温度が制御された水が供給され，石鹸や消毒剤が設置されている衛生的な手洗い手段を，十分な数で，適切な位置に準備しなければならない。
② 手洗いのための設備は，その蛇口は手で操作するものは望ましくなく，食品用の流しや機器洗浄用のものとは分離されていることが望ましい。
③ 適切な衛生的に設計されたトイレは，手洗い設備，乾燥，必要ならば消毒設備が設置され，十分な数を準備することが必要である。
④ 要員の衛生設備は直接製造，包装及び保管区域に開放されていてはならない。
⑤ 要員のために十分な更衣室を用意すること。
⑥ 更衣室は，食品を取り扱う要員が作業着が汚染されないようにして製造区域に移動できるような場所に位置するようにすること。

＜参考情報＞
　衛生規範類㊞には，要員の衛生施設に関して下記のような要求事項がある。
① 手洗い設備には，手洗いに適当な石鹸，爪ブラシ，ペーパータオル，殺菌液等を定期的に補充し，常に使用できる状態にしておくこと。
② トイレについては，業務開始前，業務中及び業務終了後等定期的に清掃及び次亜塩素酸ナトリウム等による消毒を行って衛生的に保つこと。

13. 要員の衛生及び従業員のための施設

③ 施設（客席等の飲食施設，ロビー等の共用施設を含む。）において利用者等が嘔吐した場合には，200mg/l以上の次亜塩素酸ナトリウム等を用いて迅速かつ適切に嘔吐物の処理を行うことにより，利用者及び調理従事者等へのノロウイルス感染及び施設の汚染防止に努めること。

＜参考情報＞
衛生規範類㋕には，手洗い設備に関して下記のような要求事項がある。
① 手洗い設備は，流水受槽式で，手洗いに十分な大きさを有する構造であること。
なお，この場合，受水槽の大きさは，1蛇口当たり幅60cm，奥行50cm以上であることが望ましく，2給水せん以上で1つの受水槽を共用するものにあっては，図13.1のような構造であることが望ましい。
なお，給水せんは，足踏式，腕式，自動式により手を使わないで開閉できるもの，又は，下カラン式のものであることが望ましい。
② 手洗い設備は，施設外部との出入口，汚染作業区域，準清潔作業区域，清潔作業区域ごとに従事者の手洗いに便利な位置に設けられていること。
③ 手洗い設備には，石鹸，爪ブラシ，ペーパータオル，消毒液等を置く場所が設けられていること。
なお，温風乾燥機及び温水が出る設備等が設置されていることが望ましい。

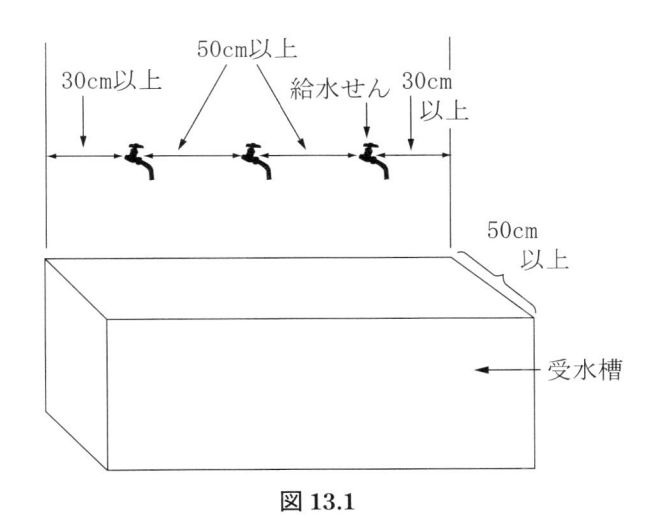

図 13.1

弁当及びそうざいの衛生規範について（昭和54年6月29日）（環食第161号）より引用
（第3次改正平成23年3月28日食安発0328第1号）

本著図番号	引用文献図番号
図 13.1	図 7

<参考情報>
　衛生管理を考慮した更衣室から製造室への入場及び厚生施設に関して，以下のようにすることが望ましい。
① 製造室への入退場の一般的な手順は下記のとおりであり，その順序に沿った衛生設備が準備されていなければならない。
　　帽子 ⇒ 作業着 ⇒ 靴 ⇒ エアシャワー ⇒ ローラー ⇒ 手洗い ⇒ 乾燥 ⇒ 手のアルコール消毒 ⇒ エアシャワー ⇒ （ローラー）⇒入場
② 更衣室は製造施設のハザードの許容水準によっては，通勤着着脱用更衣室と作業着着脱用更衣室とは別部屋にする必要がある場合がある。基準を明確にして対応しなければならない。
　　更衣室は一般的には 0.5〜0.9m^2/名 [注13-1] の広さが必要であるとされている。
③ 靴は製造室のハザードの許容水準に応じて，通勤靴着脱場所と作業靴着履場所とを分離することが求められることがある。必要に応じてその間の上履きを使用することがある。必要な対応を実施しなければならない。
④ 毛髪やユニホームへの付着異物を除去するためにローラー⇒エアシャワー ⇒（ローラー）の手順が実施されるが，その施設及び設備に十分な能力がないと入場時に時間がかかり，作業効率を落とすことになるので，必要な対応を実施しなければならない。
⑤ 手洗設備は，一般的には要員5人に1台程度 [注13-1] 必要とされている。お湯が出るようにしておかないと，季節によっては冷たくて十分な手洗いができない場合がある。
⑥ 手洗いは，手をぬらす⇒石鹸をつける⇒指，爪ブラシで洗う⇒腕を洗う（30秒程度）⇒石鹸を洗い流す（20秒程度）⇒殺菌剤に手をつける（30秒程度）⇒乾燥する
⑦ 作業室内のハザードの程度によっては入室時に靴の殺菌が必要な場合もある。そのための殺菌槽が必要となる。退出時にも作業室の汚れを落とすために靴洗浄槽が必要になる場合がある。
⑧ トイレは一般的には下記の数 [注13-1] が必要とされている。
　（a） 大人数の作業場
　　　㋐ 作業位置から平均40m，最大60mの位置
　　　㋑ 小便器/男子従業員数＝0.05〜0.08
　　　㋒ 大便器/男子従業員数＝0.02〜0.04
　　　㋓ 便器/女子従業員数＝0.04〜0.06

(b) 少人数の作業場
　㋐ 男子使用人数 50 名までに小便器 5 個，大便器 3 個。30 名増すごとに各 1 個増設
　㋑ 女子使用人数 5～10 名に 1 個，10 名以内増すごとに 1 個増設

注 13-1：工場計画，澤潟作雄，中井重行；丸善株式会社　昭和 43 年 9 月 15 日，第 2 版第 8 刷

13.3　社員食堂及び飲食場所の指定

　この節では，従業員の食堂や指定の食品保管，喫食場所は製造区域との交差汚染が最小限にできるように下記の規定がなされている。
① 社員食堂は，その材料や調理中の食品の保管，調理済み食品の保管と提供を衛生的に行えることを確実にできるように，下記の内容を特定して管理しなければならない。
　(a) 保管条件
　(b) 保管温度
　(c) 調理温度
　(d) 保持温度
　(e) 保持時間
② 社員自身の食品は，指定された場所で保管し，喫食されなければならない。

＜参考情報＞
　衛生規範類(調)には下記のような衛生管理の要求事項がある。これらは従業員食堂で参考にすべき規定からできているので，運用に当たって参考にすること。
① 原材料は，隔壁等で他の場所から区分された専用の保管場に保管設備を設け，食肉類，魚介類，野菜類等，食材の分類ごとに区分して保管すること。
　この場合，専用の衛生的なふた付き容器に入れ替えるなどにより，原材料の包装の汚染を保管設備に持ち込まないようにするとともに，原材料の相互汚染を防ぐこと。
② 原材料は，戸棚，冷蔵・冷凍設備に適切な温度で保存すること。また，原材料搬入時の時刻，室温及び冷凍又は冷蔵設備内温度を記録すること。
③ 加熱調理食品は，中心部温度計を用いるなどにより，中心部が 75℃で 1 分間以上（二枚貝等ノロウイルス汚染のおそれのある食品の場合は 85℃で 1 分間以上）又はこれと同等以上まで加熱されていることを確認するとともに，温度と時間の記録を行うこと。

④ 調理後直ちに提供される食品以外の食品は，病原菌の増殖を抑制するために，10℃以下又は65℃以上で管理することが必要である。

 (a) 加熱調理後，食品を冷却する場合には，病原菌の発育至適温度帯（約20℃～50℃）の時間を可能な限り短くするため，冷却機を用いたり，清潔な場所で衛生的な容器に小分けするなどして，30分以内に中心温度を20℃付近（又は60分以内に中心温度を10℃付近）まで下げるよう工夫すること。
  この場合，冷却開始時刻，冷却終了時刻を記録すること。

 (b) 調理が終了した食品は速やかに提供できるよう工夫すること。
  調理終了後30分以内に提供できるものについては，調理終了時刻を記録すること。また，調理終了後提供まで30分以上を要する場合は，次の㋐及び㋑によること。

  ㋐ 温かい状態で提供される食品については，調理終了後速やかに保温食缶等に移し保存すること。この場合，食缶等へ移し替えた時刻を記録すること。

  ㋑ その他の食品については，調理終了後提供まで10℃以下で保存すること。
   この場合，保冷設備への搬入時刻，保冷設備内温度及び保冷設備からの搬出時刻を記録すること。

  ㋒ 配送過程においては保冷又は保温設備のある運搬車を用いるなど，10℃以下又は65℃以上の適切な温度管理を行い配送し，配送時刻の記録を行うこと。
   また，65℃以上で提供される食品以外の食品については，保冷設備への搬入時刻及び保冷設備内温度の記録を行うこと。

  ㋓ 共同調理施設等で調理された食品を受け入れ，提供する施設においても，温かい状態で提供される食品以外の食品であって，提供まで30分以上を要する場合は提供まで10℃以下で保存すること。
   この場合，保冷設備への搬入時刻，保冷設備内温度及び保冷設備からの搬出時刻を記録すること。

⑤ 調理後の食品は，調理終了後から2時間以内に喫食することが望ましい。

13.4 作業着及び保護着

この節では，包装されていない製品あるいは材料が扱われる食品製造区域内で働いたり，入場したりする従業員の作業着及び保護着に対して下記のように規定している。

① 作業場のハザード汚染の予防ができるように，作業着及び保護着は清潔に維持されており，例えば，ほころび，裂け目，すり減った状態のようなものであってはならない。

② 作業着は目的外に使用してはならない。

③ 下記の作業着は禁止されている。
　a) ボタンが付いているもの。ファスナー，ホック留め具は容認される。
　b) ウエストより上にポケットが付いているもの。
④ 作業着は意図した目的にかなう頻度で洗濯をしなければならない。
⑤ 作業着の被覆は，毛髪や汗などが製品を汚染することのないものでなければならない。
⑥ 毛髪，あごひげ，口ひげは，別途ハザード分析で管理手段が不要であると判定されていない限りは，落下防止ができるように，完全に覆わなければいけない。
⑦ 手袋が製品に直接接触する場合は，食品安全上のハザードとなる危険性のあるものであってはならない。ラテックス手袋は使用を避けるのが望ましい。
⑧ 加工区域で使用される靴は完全に覆われるもので，非浸透性でなければならない。
⑨ 個人用の保護具が必要であれば，製品を汚染から防ぎ，衛生状態を維持できるものでなければならない。

<参考情報>
衛生規範類(運)には，食品取り扱い者の衛生管理に関して下記のような要求事項がある。
① 食品取扱者は，衛生的な作業着，帽子，マスクを着用し，作業場内では専用の履物を用いるとともに，汚染区域にはそのまま入らないこと。
　また，指輪等の装飾品，腕時計，ヘアピン，安全ピン等を食品取扱施設内に持ち込まないこと。
② 食品取扱者は，食肉等が直接接触する部分に繊維製品その他洗浄消毒することが困難な手袋を原則として使用しないこと。

<参考情報>
衛生規範類(調)には，従業員の作業衣の管理に関して下記のような要求事項がある。
① 調理従事者等が着用する帽子，外衣は毎日専用で清潔なものに交換すること。
② 下処理場から調理場への移動の際には，外衣，履き物の交換等を行うこと。（履き物の交換が困難な場合には履き物の消毒を必ず行うこと。）
③ 便所には，調理作業時に着用する外衣，帽子，履き物のまま入らないこと。
④ 調理，点検に従事しない者が，やむを得ず，調理施設に立ち入る場合には，専用の清潔な帽子，外衣及び履き物を着用させ，手洗い及び手指の消毒を行わせること。

<参考情報>
ラテックス手袋はアレルギー物質となる場合があり，使用しないことが望ましい。一方，日本の食品衛生法では手袋は器具に該当し，フタル酸エステル系可塑剤を含む塩化ビニール製手袋は「油脂又は脂肪性食品」には使用できないことになっている。

13.5 健康状態

この節では，従業員の健康管理に関する要求事項が下記のように規定されている。
① 文書化されたハザード分析で必要ないと判断されるか，医学的評価で必要ないと判断された場合以外は，法的規定に従ってケータリングを含めて食品に接触する従業員は，雇用に先立って健康診断を行わなければならない。
② 追加の検康診断が許される場合は，組織が決めた間隔で，それを実施しなければならない。

<参考情報>
衛生規範類(運)には従業員の衛生管理に関して下記のような要求事項がある。
① 食品取扱者の健康診断は，食品衛生上必要な健康状態の把握に留意して行うこと。
② 保健所から検便を受けるべき旨の指示があったときには，食品取扱者に検便を受けさせること。

<参考情報>
衛生規範類(調)には従業員の衛生管理に関して，下記のような要求事項がある。
① 調理従事者等は，便所及び風呂等における衛生的な生活環境を確保すること。また，ノロウイルスの流行期には十分に加熱された食品を摂取する等により感染防止に努め，徹底した手洗いの励行を行うなど自らが施設や食品の汚染の原因とならないように措置するとともに，体調に留意し，健康な状態を保つように努めること。
② 調理従事者等は臨時職員も含め，定期的な健康診断及び月に1回以上の検便を受けること。検便検査には，腸管出血性大腸菌の検査を含めること。また，必要に応じ10月から3月にはノロウイルスの検査を含めること。

<参考情報>
① 日本の労働安全衛生法では，雇用時の健康診断実施は法的要求事項であり，「常時使用する従業員」は雇用時に，必ず，健康診断を実施しなければならない。ただし，3ヶ月以内に労働者自身が実施した健康診断結果が提出されれば，雇用時の健康診断の代用とすることができる。
② 日本の労働安全衛生法では，年1回以上定期健康診断を実施する義務を雇用者に課しており，「常時使用する従業員」に関しては必ず，定期健康診断を実施しなければならない。さらに，その記録を5年間は保管しなければならない。

13.6 疾病及び傷害

この節では，従業員が特定の疾患あるいは傷害にかかった場合の管理に関して下記のように規定されている。

① 法律で許される場合は，従業員を該当職場から離れるように管理をするため，以下の症状を従業員が報告することを義務付けねばならない。
　(a) 黄疸
　(b) 下痢
　(c) 嘔吐
　(d) 発熱のある咽喉痛
　(e) 目に見える感染性皮膚障害（吹出物，傷，ただれ）
　(f) 耳，目又は鼻からの分泌物
② 食品を通して伝染する疾患や疾病に感染していることが明確な，あるいはその疑いのある人は，食品や，食品と接触することになる材料を取り扱う作業をさせないようにしなければならない。
③ 感染症でない傷あるいは火傷を負った要員は特別の外傷用医療材料で覆って作業することを要求しなければならない。その材料を紛失した時は直ちに上司に報告しなければならない。
　　外傷用医療材料は鮮やかな色を付けたり，金属検知機で検知ができるようにすることが望ましい。

＜参考情報＞

「感染症の予防及び感染症の患者に対する医療に関する法律」

① 黄疸，下痢，嘔吐，発熱のある咽喉痛，目に見える感染性皮膚障害（吹出物，傷，ただれ），耳，目又は鼻からの分泌物を伴う症状は，日本では，「感染症の予防及び感染症の患者に対する医療に関する法律」で定義する感染症が原因の疾患であることが疑われる。感染症であれば就業制限の対象となっている。この就業制限は罰則を伴う。法によれば，このものに"飲食物の製造，販売，調整又は取り扱いの際に直接接触する業務"に就業させてはならないと規定されている。従業員は，国民の責務として"感染症に関する正しい知識を持ち，その予防に必要な注意を払うように努める"規定があり，上記症状に関して報告を義務付けて検診を求めても問題はない。

就業の制限を伴う期間でも賃金は支払わねばならない。

② 日本では，「感染症の予防及び感染症の患者に対する医療に関する法律」によって，感染症の場合は直接食品に接触する業務には感染者あるいは保菌者は就業できない。

＜参考情報＞

衛生規範類㊟には疾病に関して下記のような要求事項がある。

① 次の症状を呈している食品取扱者については，その旨を食品等事業者，食品衛生管理者又は食品衛生責任者等に報告させ，食品の取扱作業に従事させないようにするとともに，医師の診断を受けさせること。

(a) 黄疸
(b) 下痢
(c) 腹痛
(d) 発熱
(e) 発熱をともなう喉の痛み
(f) 皮膚の外傷のうち感染が疑われるもの（火傷，切り傷等）
(g) 耳，目または鼻からの分泌（病的なものに限る）
(h) 吐き気，おう吐

皮膚に外傷があって上記(f)に該当しない者を従事させる際には，当該部位を耐水性を有する被覆材で覆うこと。

② 食品取扱者が一類感染症の患者，二類若しくは三類感染症[注13-2]の患者又は無症状病原体保有者であることが判明した場合は，保菌していないことが判明するまで食品に直接接触する作業に従事させないこと。

13. 要員の衛生及び従業員のための施設

注13-2：「感染症の予防及び感染症の患者に対する医療に関する法律」で定義する感染症の分類。
「一類感染症」；エボラ出血熱，クリミア・コンゴ出血熱，重症急性呼吸器症候群（病原体がSARSコロナウイルスであるものに限る），痘そう，ペスト，マールブルグ病及びラッサ熱をいう。
「二類感染症」；急性灰白髄炎，コレラ，細菌性赤痢，ジフテリア，腸チフス及びパラチフスをいう。
「三類感染症」；腸管出血性大腸菌感染症をいう。

＜参考情報＞
衛生規範類㊞には従業員の疾病に関して下記のような要求事項がある。
① 調理従事者等は下痢，嘔吐，発熱などの症状があった時，手指等に化膿創があった時は調理作業に従事しないこと。
② 下痢又は嘔吐等の症状がある調理従事者等については，直ちに医療機関を受診し，感染性疾患の有無を確認すること。ノロウイルスを原因とする感染性疾患による症状と診断された調理従事者等は，リアルタイムPCR法等の高感度の検便検査においてノロウイルスを保有していないことが確認されるまでの間，食品に直接触れる調理作業を控えるなど適切な処置をとることが望ましいこと。

13.7 人の清潔度

この節では，製品製造区域で，人の清潔さが不十分であることから生ずる食品安全ハザードを防止するための要求事項が下記のように規定されている。
① 人の手を経由して食品を汚染させることがないように以下の時点で手洗い，手の殺菌・消毒を要求しなければならない。
　(a) 食品を取り扱う前
　(b) トイレを使った直後
　(c) 鼻をかんだ直後
　(d) 潜在的な汚染がなされている材料を取り扱った直後
② 従業員は材料や製品の上でくしゃみや咳を控えるようにさせなければならない。
③ 製品製造区域でつばを吐くことを禁じなければならない。
④ 従業員は指の爪を清潔にし，整えているようにさせなければならない。

13.8 人の行動

この節では，製造加工，包装及び保管区域での従業員の行動の不十分さから生ずる食品安全ハザードを防止するために，下記の行動の指針を文書化することが要求されている。
　① 指定区域以外での喫煙，喫食及びチューインガム噛みの禁止。

② 許可した装身具（宗教的，民族的，医学的，文化的に避けられないような範囲）に由来するハザードを最小限にする管理手段。
③ 指定された範囲における喫煙用具や薬などの身回り品の許可。
④ マニキュア，つけ爪及びつけまつげの禁止。
⑤ 筆記用具の耳付け根へのはさみこみの禁止。
⑥ 個人用ロッカーがくずや汚れた衣服溜めにならないような維持。
⑦ 製品に接触する道具や装置の個人用ロッカーでの保管禁止。

＜参考情報＞
　衛生規範類㊟には人の行動に関して下記のような要求事項がある。
① 食品取扱者は，常に爪を短く切り，マニキュア等は付けないこと。作業前，用便直後及び生鮮の原材料や汚染された材料等を取り扱った後は，必ず手指の洗浄及び消毒を行うこと。
　なお，生鮮の原材料や汚染された材料等を取り扱った後は，非加熱で摂取する食品を取り扱うことは避けることが望ましい。
② 食品取扱者は，食品の取扱作業中に次のような行動は慎むこと。
　(a) 手又は食品を取り扱う器具で髪，鼻，口又は耳にふれること
　(b) 作業中にたん，つばを吐くこと
　(c) 喫煙
　(d) 食品取扱区域での飲食
　(e) 防護されていない食品上でくしゃみ，咳をすること
③ 所定の場所以外では着替え，喫煙，飲食等を行わないこと。

---

14. 手直し

14.1 一般要求事項

　大量生産をする過程では，最終製品が仕様書に適合せず不適合品の発生もあり，製造工程の中で製品を成形した残生地が発生したりする。それらは安全性や品質に問題ない範囲で手直ししてもよいのである。その条件が以下に規定されている。この際大切なことは，原料として，あるいは中間製品として使用できる条件がある。そのところを明確にした指示書が発行されなければならない。
　以下の節では手直し品を保管し，取り扱われ，使用される際に必要とされる事項を下記のように規定している。
① 製品の安全性
② 製品の品質

③ トレーサビリティ
④ 法令遵守

14.2 保管，識別及びトレーサビリティ

この節では手直し品を保管し，識別し，及びトレーサビリティを明確にするための必要事項を下記に規定している
① 保管される手直し品は，保管される時点での状態が維持できるように，微生物的，化学的又は異物汚染に曝されないように保護されねばならない。
② 手直し品の隔離要件は文書化して，そのことを確実に実施しなければならない。
③ 手直し品は明確に識別され，トレーサビリティが取れるように識別しなければならない。
④ 手直し品のトレーサビリティの記録を維持しなければならない。
⑤ 手直し品の格付けあるいは手直し指示の理由は，記録（製品の名称，製造日，シフト，該当製品製造ライン，シェルフライフ，手直し指示の理由）しなければならない。

14.3 手直し（品）の使用

この節では手直し品が加工工程で使用されて，製品に取り込まれる場合，下記の内容の明確化が要求されている。
① 許容できる戻し量
② 手直し類型
③ 手直し品の使用の条件
④ 手直し品の戻し工程
⑤ 事前処理など特定の追加条件
⑥ 充填あるいは包装された手直し品を包装から取り出す場合には，異物による製品汚染防止を確実にするための，包装資材の除去及び隔離の方法とその管理

> ＜参考情報＞
> ① 手直し品の中には，加工過程で，例えば成形をした残りの端切れ品を原料に，あるいは途中の工程にリサイクルする場合も含まれる。
> ② 保管される手直し品が保管される時点での状態が維持できようにするには，例えば，包装した状態で保管する，容器に入れて保管するなどが考えられる。

15. 製品のリコール手順

15.1 一般要求事項

　製造施設から移動され，あるいは出荷された製品が安全性や品質に疑念がもたれる場合には回収が必要となる。この場合はどこまで回収するのか，どのような手段で回収するのか，消費者の手に渡っている場合はどう扱うのか，マスコミを活用して告示する必要が生じたときはどうするのかなどを明確にすることが求められる。ただ，ISO 22000 の「**7.10.4**」には，この製品回収の要求事項があり，文書化された手順書作成も要求されているので ISO/TS 22002-1 単独で対応する必要はなく，ISO 22000 認証を取得している組織では，ISO 22000「**7.10.4**」の仕組みの中で回収すればよい。

　以下の節では，食品安全基準に適合していない製品のサプライチェーンから除去することを確実にする要件を下記のように規定している。
① 対象製品の識別
② 対象製品の存在場所の明確化（トレーサビリティ）
③ 確実な回収

＜参考情報＞
　製品の回収に関しては ISO 22000 の「**7.10.4**」で"文書化された手順"の確立が要求されているので，ISO/TS 22002-1 で追加が必要な手順があれば，ISO 22000 の「**7.10.4**」における"文書化された手順"に含めるとよい。

15.2 製品のリコール要求事項

　この節では，製品回収に関する要求事項を下記のように規定している。
① 回収が必要となった際の鍵となる連絡先リストを作成して維持すること。
② 回収対象製品と同条件で生産された他の製品の安全性評価の手順。
③ 警告公表の必要性判断。

＜参考情報＞
① 日本では食品衛生法第3条2項にもとづいて原材料の仕入に関する仕入元，品名，ロット No. 及び製品の出荷先，品名，ロット No. に関する記録の保管が義務付けられており，製造所からの直接出荷先に関する下記のようなリストを追加して作成しておくと迅速対応に役立つ。
 (a) 出荷先名
 (b) 担当者及び副担当者名
 (c) 電話番号
 (d) 勤務時間外の緊急連絡先及び連絡番号
② 回収対象製品と同条件で生産された他の製品の安全性の評価手順は ISO 22000「**7.10.4**」での文書化された手順に要求されている。
③ 警告公表の必要性の判断の手順は，ISO 22000「**7.10.4**」での文書化された手順に要求されている。

16. 倉 庫 保 管

16.1　一般要求事項

　倉庫での保管は薬剤も含めた材料及び製品が対象である。材料及び製品は，多くの品種がある。これに加えて，手直し品や，回収品も保管されることがある。これらを明確に識別しておくことが大切である。また，保管中の上記品物の汚染や劣化が考えられる。さらに，有害生物に汚染される危険性もある。一方，製品を移動，出荷などで取り扱う時点での破損も考えられる。これらのことを考慮して保管を実施する必要がある。
　以下の節では材料及び製品の安全性や品質を守るために倉庫での必要な条件を下記のように規定している。
① 以下の汚染源から保護されていること。
 (a) 埃
 (b) 結露
 (c) 煙
 (d) におい
 (e) その他の汚染源（昆虫，ねずみ，鳥など）
② 清潔であること。
③ 乾燥して換気がなされていること。

<参考情報>
　保管庫に関しては，材料及び製品の特性を考慮してハザード分析を実施し，埃，結露，排水，廃棄物及び他の汚染源からの保護の手段を明確にする必要がある。これは5章の製造施設の該当するところを参照するとよい。一方，倉庫での換気，加熱，冷却，除湿あるいは加湿等の手段が必要になることがあり，その状態を測定する機器の管理などの配慮が求められる。

16.2　倉庫保管の要求事項

この節では倉庫保管での要求事項を下記のように規定している。
① 製品又は倉庫保管仕様で要求されている範囲での温度，湿度及びその他の環境条件が実施されていること。
② 製品を積み上げる場合の，下段の製品を保護するための手段が考慮されることが望ましい。
③ 材料や製品は，廃棄物や化学薬剤（清掃，洗浄剤，潤滑油，殺そ剤，殺虫剤など）とは別々に保管しなくてはならない。
④ 不適合であるとして明確にされて隔離する材料は分離された箇所か，そのための手段を用意しなければならない。
⑤ 先入れ先出しや，賞味期限順先出しの在庫回転の仕組み実施状況は監視しなければならない。
⑥ ガソリンあるいはディーゼルエンジンで動くフォークリフトは，煙，埃及び臭いを出すので，食品成分や製品の保管場所では使用してはいけない。

<参考情報>
① 倉庫での湿度管理は，製品を包装する包材によって異なる。
② 製品を積み上げる場合の下段製品の保護は包装材料の強度と関連し，湿度とも関連するが，積み段数を規定しなければならない。
③ 不適合材料の管理は，その材料を間違って使用しないための管理が必要になる。

16.3　車両，輸送車及びコンテナ

この節では車両，輸送車及びコンテナによる製品の汚染や損傷を防ぐための要件を下記のように規定している。
① 車両，輸送車及びコンテナは，材料や製品の適切な取り扱いができるように，修理され，清潔で，関連する仕様書に合致するような状態で維持されていなければなら

ない。
② 車両，輸送車及びコンテナは，製品の破損あるいは汚染に対する保護ができるものでなければならない。
③ 組織によって車両，輸送車及びコンテナの温度や湿度の管理が必要であるとされた場合は，その管理を適用し，その記録を残さなければならない。
④ 同じ車両，輸送車及びコンテナが食品と非食品製品に使われる場合は，荷積みの間に洗浄が実施されねばならない。
⑤ バルク用コンテナは，食品専用にしなければならない。もし，組織が必要と決めた場合は，バルク用コンテナは，製品汚染を防止するために，特定の材料で作られたものでなければならない。

17. 製品情報及び消費者の認識

この章では，製品情報の提供の仕方や，その情報が消費者の認識向上に役立つようにするために，その情報に対して下記のように規定している。
① 消費者に提供する製品情報は，その重要さが理解できるように，また，製品選択に役立つように提供しなければならない。
② 情報の提供は表示，組織のホームページ，広告などで提供されるが，その情報には製品の保管方法，調理方法，給仕の仕方が含まれていなくてはならない。

18. 食品防御，バイオビジランス及びバイオテロリズム

18.1 一般要求事項

本章のタイトルは「食品防御，バイオビジランス及びバイオテロリズム」であり，これらは悪意を持った汚染への予防手段を明確にするように求められていると考えられる。「18.1 一般要求事項」で求められている内容は，生産妨害，破壊行為，組織的暴力など，要員による要求事項達成のための労働争議を想定していると考えられる。本技術仕様書の適用範囲の注記で"悪意を持った汚染はこの技術仕様書の範囲外である"と記述されているが，ここの章の内容を見る限りは，科学的合理性の範囲での対応というよりも，人による"悪意を持った汚染"に対する対応の規定となっている。

食品防御は，食品に対する故意の，あるいは意図的な"汚染"や"悪戯"からの防御であり，バイオビジランスは微生物汚染のリアルタイムでの連続的な監視である。現状では特定の微生物の検知はできないが，汚染状況の変化は監視できる。したがって，クリーンルームなどにおける汚染状態の異常検知に活用される。一方，バイオテロリズムは特定の生物学的なハザードを悪用して，大量同時殺人を狙った行為である。炭疽菌や天然痘は空

気中に拡散しやすく，広範囲で多くの犠牲者を出すものである。ボツリヌス毒素も使われる危険性がある。

　以下の節では，下記の行為に伴い発生する製品へのハザードを評価して，その結果に見合う管理手段を実施することを求めているのであるが，具体的な要求事項は見られない。しかしながら，本章節で具体的な対応を計画しておくとよい。
　① 生産妨害
　② 破壊行為
　③ 組織的暴力

　なお，以下の節で食品防御の対応事例を＜参考情報＞として示してある。

18.2　アクセス管理

　施設内への人の入場は管理された状態で行わないと，悪意を持った人による食品汚染の危険性があり，バイオテロリズムを狙われる危険性があるため，下記のような対応が求められる。
　① 施設内での潜在的な注意の必要な区域は明確にされ，地図に書いて，入場管理をしなければならない。
　② 実行可能な場合は，入場は鍵や電子カードや他の代替システムによって物理的に制限することが望ましい。

＜参考情報＞
　米国ダイエットペプシの注射針混入事件
　ここに上げる事例は"悪戯（Tampering）"に対する危機管理対応の好事例として，全米で高く評価されたものである。その概要を以下に示す。
　　（出典, The Prepared Foods, March 1994, INSIDE THE NEWS; The Pepsi Challenge: Managment A Crisis；著者仮訳）

　今から約18年前の1993年6月10日に，ダイエットペプシ缶への注射針混入の報告が入った。次の週には，米国23州から50件以上の同様なクレームが発生した。マスコミは大々的に攻撃を開始し，社内では対応に追われ，商品は売れなくなった。しかしながら，8日後の6月18日には，この事件は社外の"悪戯（Tampering）"による缶への注射針投入が原因で，注射針も汚染されたものではなく，安全であると宣言して，テレビを通じて，社長自らが説明に乗り出し，9月の終わり頃までには売上げも元のレベルに回復した。ただ，この間でのペプシコーラの売上げ損失は25万ドルにのぼった。

この事件に対するペプシコーラ社の対応は以下のようなものであった。
① ペプシコーラ社は商品の"悪戯（Tampering）"の危機管理プログラムを予め持っていた。ペプシ社は科学，法律，製造，販売，販売企画からなる多機能チームを持っていた。このチームの活動により，わずかな時間の間に本件がペプシ社に問題がないことを明らかにすることに役立った。
② このチームの方針は"マスコミの攻撃の最中に消費者に安全性を認識させて，95年続いた名声を守り，会社の良いイメージを維持すること"と設定した。
③ このチームの最初にしたことは，この注射針混入が人の健康に危害を及ぼすかどうかを明らかにすることだった。FDAに検討をお願いしたところ，この注射針は感染の危険性がないと明言してくれた。そこで回収の約束はしないことにした。
④ 次にこのチームがしたことは，この注射針混入が自工場内で起きることは絶対にないということを確認することであった。
　工場のラインで混入する可能性がないかどうかを注意深く調べた。さらに，従業員の記録，出荷の記録，出荷先の明細を調査し，クレーム提起者にもインタビューをした。
　このインタビューを通して得られた情報と注射針発見のクレーム報告との間に食い違いがあることが判ってきた。クレーム品の缶は6ヶ月くらい前のものや，6週間前のもの，6日くらい前のものがあり，さらに，生産された工場も異なっていた。すなわち，クレーム対象の缶は，作られた場所や時期になんら関連性がないことが判明したのである。このことから，同様のクレームが異なった環境下で多発することは不合理であることに気付いたのである。また，プロセスの状況は，非常に高速で，しかも充填前に缶が倒立されて，水と空気で洗浄されることから考えて，たとえ誰かが缶の中に注射針を入れたとしても，注射針は缶内に留まることはありえないと考えられた。また，缶が通常の重量以上であれば，ラインで自動排出されるのである。
⑤ このことにより，この"悪戯（Tampering）"が工場で起きたものでないことに確信を持ってからは，チームの活動はマスコミへの反論に転じた。たとえ注射針が混入していても，感染の危険性がないことはFDAが裏付けしてくれており，自信を持って攻勢に出ることができた。
⑥ 社長はニュースステーションに出演して，"缶は食品容器の中でも最も"悪戯（Tampering）"がしにくいものである。我々は99.99％注射針が我々の工場で混入したものでないと確信している"と述べた。この点をはっきりさせるために，チームは，ペプシの缶充填工程がいかに安全であるかのビデオテープを作成した。このテープは1/9〜1/10秒の高速で空缶を裏返しにして，高速な空気と水とを噴射して洗浄し，再度，裏返し充填してふたをする状況を示している。

このように，ハイスピードで缶が回っていることを公にしたのである。

⑦ 短期間に，これは"悪戯（Tampering）"であり，全国で真似されたものであると認識されるようになった。

しかしながら，この事件を沈静化させ，信頼を回復させた一番のカギは，FDA長官の発表である。この件に関連して，逮捕者が出たと述べたのである。その上，ペプシコーラは安全であると保証してくれたのである。

⑧ ペプシ社にとってラッキーであったのは，ある店舗のビデオテープに買い物客が，缶のふたを開けてダイエットペプシの缶に注射針を入れる場面が写されていたことである。

⑨ この"悪戯（Tampering）"を契機に，このような事件が発生したら，FDAと協力していくことが大切であるとの認識が高まった。

この事件に関しては，ペプシ社がFDAに，自社の運転状況を完全に知ることができるように取り計らい，FDAに満足できる情報を提供したのである。

索　引

【ア　行】

あごひげ　77
圧縮空気　41, 44
網目　31
アレルギー物質の交差汚染　60
アール　31, 51
生きもの　11
悪戯　iii, 88, 89
一類感染症　81
飲食物の製造，販売，調整又は取り扱いの際に直接
　　接触する業務　80
飲用適の水　36, 37, 40
飲用適の水質基準　38
飲用に適する水　36
飲用不適　40
　　──の水　36
受入れ材料の要求事項　55
内壁と床面の境界　31
衛生管理方法の有効性監視　66
衛生規範類　4, 5
衛生的な装置設計　49
X線検知機　63
塩化ビニール製手袋　78
塩素消毒　39
黄疸　79
汚染作業区域　29, 57

【カ　行】

化学的ハザード　10
科学的合理性　14, 15
加工区域で使用される靴　77
壁からの隙間（保管原料，製品の）　35
簡易専用水道　37
換気システム　41
換気装置　42, 43
監視　4
感染症でない傷あるいは火傷　79
感染症の予防及び感染症の患者に対する医療に関す
　　る法律　80, 81
外衣　77
ガイダンス文書　iv, 6
機械設計に対する衛生要求事項　50
危害　4
危害因子　4
危害原因物質　4
危害の原因となる物質　4
危害要因　4
喫食場所　75
吸引能力　42, 43
供給者の選定　54
許容水準　v, 8, 15
金属検知機　63
凝縮水　36
空気圧差　41
空気清浄度　43, 44
口ひげ　77
クリーニング　49, 68
クリーニング及び消毒　63
結合残留塩素　39
結露　28, 31
健康診断　78
検便検査　78
下痢　79
更衣室　74
交差汚染　8, 28, 29, 56
格子幅　31
購入材料管理　54
勾配　30
腰張り　30

索　引

個人用ロッカー　82
雇用時の健康診断　79
コンプレッサー　44, 45
コンプレッサーオイル　45

【サ　行】

材質　49
材質面　49
作業着　76
三槽式シンク　53
三類感染症　81
試験室の設計　34
施設　23
社員食堂　75
車両，輸送車及びコンテナ　86
就業制限　80
就業の制限を伴う期間での賃金　80
消毒　39
消費者に提供する製品情報　87
照明　45
食品，添加物等の規格基準　15
食品グレード　44, 63
食品安全ハザード　8, 9
食品規格委員会　15
食品事業者が実施すべき管理運営基準に関する指針　5
食品防御　iii, 87
食品保存と庫内容積　35
事後保全　53
自動開閉式の扉等　33
従業員の衛生や行動　72
十分な隙間　35
受水槽　37
準清潔作業区域　29
常時使用する従業員　79
塵埃量を測定　43
水質検査　37, 39, 40
水道水の水質基準　37
水道法水質基準　38

スクリーン　62
スケール除去剤　36
棲みか　68
清缶剤　36
清潔作業区域　29, 57
清掃の有効性の検証　52
製造室への入退場　74
製品のリコール　84
生物学的ハザード　10
接触面（装置の食品との）　49
洗浄消毒することが困難な手袋　77
セントラルキッチン／カミサリー・システムの衛生規範　5
専用水道　37
前提条件プログラム　v, 1, 7, 8, 17
前提条件プログラム対応への重点指向の考え方　11
倉庫保管　85
速度勾配（加熱，冷却）　51

【タ　行】

耐久性（装置の）　51
耐酸性（製造場内床面，内壁，装置）　30, 51
耐水性（装置）　51
耐熱性（製造場内床面，内壁）　30
大量調理施設衛生管理マニュアル　5
脱酸素剤　36
妥当性確認　17
窒素　44
貯水槽　39, 40
漬物の衛生規範　5
手洗い　74
手洗設備　74
定期健康診断　79
適正製造規範（GMP）　iv, v, 6, 7
適正農業規範（GAP）　6, 7
適正流通規範（GDP）　6, 7
鉄格子　31
手直し（品）の使用　83

索　引

デッドスペース　49
トイレ　74
トラップ　31
動線　28, 29, 56

【ナ　行】

70％アルコール　65
生めん類の衛生規範　5
二酸化炭素　44
二類感染症　81
農作物保管　35

【ハ　行】

廃棄物処理　46
廃棄物集積設備　47
廃棄物の容器　47
廃棄物容器　47
排水管　48
排水溝　31
排水溝の側面と底面の境界　31
ハザード　4
ハザード分析　16, 17
ハザード分析ワークシート　18, 19, 20
ハザード分析活用　16
ハザード分析表　20
発熱のある咽喉痛　79
バイオテロリズム　iii, 87
バイオビジランス　iii, 87
ばら荷　35
ばら荷（バルク材料）の誤入荷を防ぐ　55
バルク用コンテナ　87
非汚染作業区域　29, 57
人の清潔度　81
人の行動　81
頻度　64, 67
不浸透性　30
フタル酸エステル系可塑剤　78
篩　62
物質　11

物理的物質汚染　56
物理的ハザード　11
分析証明書（COA）　55
米国食品微生物基準諮問委員会（NACMCF）　8
弁当及びそうざいの衛生規範　5
保管設備　34
保護着　76
帽子　77

【マ　行】

マグネット　62
マニフェスト制度　47
マネジメントシステム類の発行年　1
水の消毒　37
耳，目又は鼻からの分泌物　79
目に見える感染性皮膚障害（吹出物，傷，ただれ）　79
毛髪　77

【ヤ　行】

ユーティリティ　36
有害生物［そ（鼠）族，昆虫等］の防除　68
有害生物防除手順　68
有害生物の駆除　70
有害生物の棲みか　69
有害生物のモニタリング　70
有害生物　28
遊離残留塩素　39
要員の衛生の設備　72
洋生菓子の衛生規範　5
予防保全　53

【ラ　行】

落下菌の測定　44
ラテックス手袋　77, 78
リスクアセスメント　17

【英・数】

7.4 ハザード分析　15

索　引

BSI（英国規格協会）　　iv, 6
CIES　　iv, 6, 7
CIP　　52, 65
COP　　52
Codex HACCP ガイドライン　　8
Codex 食品衛生の一般原則　　8, 9
FFSC　　7
FSEP　　5
FSSC 22000　　7
GFSI　　iv, 6
GFSI のガイダンス文書　　v, 6
HACCP プラン　　v, 5
HACCP プランに属する管理手段　　8, 11, 13, 17
　　──を活用　　17
IDT（identical）　　3
ISO 9001　　3, 9

ISO/IEC ガイド 21　　3
ISO/TS 22002-1 での用語と自組織で使う用語との関連　　3
ISO/TS 22004　　7
JIS Q 9001　　3
MOD（modified）　　3
monitored　　4
Monitoring　　4
NEQ（not equivalent）　　3
no margin for error　　iv, v
OPRP　　v, 8, 11, 12, 17
PAS 220：2008　　iv, 6, 7
PAS 96　　22
prerequisite programs　　5
Synergy 22000　　7
Tampering　　iii, 88, 89

参 考 文 献

TECHNICAL SPECIFICATION ISO/TS22002-1 2009-12-15　第 1 版［英和対訳版］（(財)日本規格協会）
Prerequisite programmes on food safety Part 1:Food manufacturing
食品安全のための前提条件プログラム　第 1 部　食品製造，2009 年 12 月 15 日

"Food safety management system—Requirements for any organization in the food chain"
First edition 2005-09-01（食品安全マネジメントシステム－フードチェーンの組織に対する要求事項）［英和対訳版］第一版（(財)日本規格協会）2005 年 9 月 1 日
＜ポケット版＞第 2 刷 2008 年 4 月 2 日

The Global Food Safety Initiative GFSI　Guidance Document　日本語訳　第 5 版
インターネットより参照

JIS Q 9001：品質マネジメントシステム要求事項，JIS Q 9001：2008
平成 20 年 12 月 20 日改正　第 1 刷

ISO 9001-HACCP のすべて，矢田富雄　2002 年 5 月 27 日　日経 BP 社

ISO 22000　食品安全マネジメントシステム構築・運用の手引き　矢田富雄
2007 年 9 月 10 日　第 2 刷

現場視点で読み解く ISO 9001：2008 の実践的解釈　矢田富雄　2009 年 11 月 20 日　第 2 刷　幸書房

現場視点で読み解く ISO 22000：2005 の実践的解釈　矢田富雄　2010 年 10 月 20 日　幸書房

HACCP の考え方を取り入れたあん類の衛生管理マニュアル
平成 12 年 3 月：(財)食品産業センター，日本製餡協同組合連合会

食品等事業者が実施すべき管理運営基準に関する指針（ガイドライン）
大量調理施設衛生管理マニュアル
各種衛生規範
食品衛生法
水道法　などは著書中で引用しています。

◆ 矢田富雄（やた　とみお）略歴

1960 年	横浜国立大学工学部卒業
1960 年	味の素株式会社へ入社
	同社川崎工場，中央研究所，九州工場，インドネシア味の素（出向），本社生産技術部門，製品評価部門，食品総合研究所勤務
1996 年	社団法人 日本農林規格協会出向
	（各種業界の食品安全システム制定指導）
1997 年	財団法人 日本品質保証機構出向

その後，株式会社東京品質保証機構，株式会社国際規格研究所を経て，現在，湘南 ISO 情報センター代表

JICQA：ISO 9001 主任審査員，ISO 22000 主任審査員，HACCP 主任審査員，
　　　　FSSC 22000 主任審査員
技術士
IRCA 登録　ISO 9001 主任審査員
JRCA 登録　ISO 9001 主任審査員
IRCA 登録　食品安全マネジメントシステム主任審査員
JRCA 登録　食品安全マネジメントシステム主任審査員

現場視点で読み解く
ISO/TS 22002-1：2009 の実践的解釈

2011 年 8 月 20 日　初版第 1 刷　発行
2024 年 1 月 20 日　初版第 11 刷　発行

著　者　矢田富雄
発行者　田中直樹
発行所　株式会社 幸書房
〒101-0051　東京都千代田区神田神保町2-7
TEL　03-3512-0165　FAX　03-3512-0166
URL　http://www.saiwaishobo.co.jp

組　版　デジプロ
印　刷　シナノ

Printed in Japan.　　Copyright　Tomio YATA　2011
無断転機を禁じます。

・ JCOPY ＜（社）出版者著作権管理機構 委託出版物＞
本書の無断複写は著作権法上での例外を除き禁じられています。複写される場合は，そのつど事前に，（社）出版者著作権管理機構（電話 03-5244-5088, FAX 03-5244-5089, e-mail：info@jcopy.or.jp）の許諾を得てください。

ISBN 978-4-7821-0356-2　C3050